看護過程の展開に沿った

実習記録の書き方とポイント

監修/横井和美

滋賀県立大学人間看護学部 教授

························ **ま え が き** ························

　この本は、看護学生の方を対象に「看護過程の展開に沿った実習記録の書き方」というテーマで事例を通し、導き出されたポイントを紹介したものです。2003〜2004年に『ナーシングカレッジ』に連載されたものをベースに書籍化し、2009年にライターの松崎有子氏が見直しをし、改訂・増補版として出版しました。約10年の時を経て再度、出版されることとなりました（改題し、「看護過程の展開に沿った実習記録の書き方とポイント」とした）。

　出版に当たり読み直す過程で、10年の時を経ても看護過程の実習記録の書き方のポイントは変わっていないことを改めて感じました。医療の進歩や看護を取り巻く社会情勢が変化してきても、看護の思考プロセスを身につけていく基本は同じであると考え、この本の再発行を決定しました。再発行に伴い、この本を看護学生の方にお薦めする点を3つ紹介します。

　1つ目は、1つの看護学校の教員だけでなく15名という多くの看護教員の方からのアドバイスが含まれていることです。学校によって使っている看護理論や看護モデル、実習記録の様式は異なります。看護学生が所属される看護学校の実習記録と違うこともあれば、類似していると思われることもあるでしょう。実習記録の様式にこだわるのではなく、書く内容に注目してください。読み込んでいくと看護の視点は同じであり、言葉を変えて同じことを説明されていることに気づかれるでしょう。実習記録の書き方のポイントに関して相違はありません。むしろ、「こんな様式で書くのがわかりやすいな」とか「就職を希望する病院の看護モデルの書き方と同じだな」とか気づかれるのではないでしょうか。その意味で、自分に入りやすい、学びたい視点を選んでいただけると思います。

　2つ目は、実習記録の書き方の事例に対して、実際の看護学生の記録を一部情報提供していただいていることです。患者さんの個人情報保護のため、情報は一部加工していますが、実際の看護学生のかかわり方や考え方はいかして記載されています。そのときの看護学生たちの看護への取り組み方がわかり、改めてすばらしい看護学生さんだと思いました。身近でさまざまな看護学生の先輩の方から学ばせていただけることは、看護教員からのアドバイスよりも心に届くのではないでしょうか。ご協力いただいた看護学生の看護体験や知識が、この本をとおして後輩たちに役立っていくことを願っています。また、ご協力いただいた看護学生の方々に、この場をお借りして深謝申し上げます。

　3つ目は、この本が看護の専門家でないライターの松崎さんによって書かれたことにあります。看護教員からインタビューして、看護学生にとってわかりやすいと思われる文章で書かれています。看護教員は看護師ですから、どうしても専門的な視点で話をしてしまいがちです。そのため、一般の方に話が伝わらないことがあります。「このことは知っていて当たり前だ」と言うことを略して話してしまうことがあるのです。松崎さんが「それって、どういうことですか？」「このような意味でいいですか」と質問してくださったことで、私たち看護教員も「略してしまっていたな」とか「専門用語だったな」と振り返ることができました。さらに、松崎さんは初学者の看護学生さんが聞きたくても遠慮してしまうようなことも質問され、「このような表現だったら学生さんや私たちにもわかります」と看護教員以上に読み手である看護学生の立場に立った文章表現を考えてくださいました。

以上のようなことがお薦めできることです。

　看護の思考プロセスを身につけていく基本は同じであるとお伝えしましたが、やはり、10年余り前の事例の出来事に対して違和感をもたれることがあると思います。しかし、実習記録の書き方のポイントは変わっていないことをご理解いただければ幸いです。

　最後に、松崎さんとご縁があって、このような機会をいただけたことを深く感謝いたします。看護学生を大切にする松崎氏の思いが少しでもお伝えできればうれしいです。

2017年5月

横井　和美

実習記録は何のために書いているの？

　臨地実習が始まると、それに伴って実習記録も記述しなければなりません。実習記録は実にたくさんあり、苦痛に感じている学生が多いことでしょう。しかし、実習記録を書く意味は、きちんとあります。何のために書くのか、ということが理解できていれば、実習記録を前向きにとらえられると思います。

●実習記録を書いて、思考プロセスを習得する

　実習記録を書くいちばんの目的は、看護の思考プロセスを身につけ、目的意識をもったケアを実践できるようにすることです。

　看護の思考プロセスとは、皆さんが実習で用いている看護過程です。看護過程については後で述べますが、簡単に言うと、ルチーンにケアや観察を行うのではなく、この患者さんにはこういう問題やニーズがあるため、それを解決、あるいは満たすためには、こういうケアや観察が必要だ、という思考プロセスです。看護師は、患者の情報からすぐに必要な援助を導き出し、実践することができます。しかし、学生はどのように援助に移せばよいのかわからないので、実習記録を書きながら考えるのです。実習記録の用紙も、看護過程に沿ったものになっているはずです。

●看護師に求められる、看護記録の記述力を養う

　もう1つの目的は、看護師になってから必要になる看護記録の記述力を身につけるためです。

　看護記録には、入院までの経過、既往歴、入院目的を始め、情報のアセスメント、看護問題、看護目標、毎日実践しているケア内容・観察内容、経過などを記録します。それらの記録は、詳細まで正確に、なおかつ誰が読んでも理解できるように記述しなければなりません。なぜなら、看護はチームで行っているからです。看護記録を読んで、どの看護師も同じ援助を行う必要があるのです。

　看護記録は、万一、医療過誤があった場合には、証拠として開示されます。行った看護行為が適切であり、詳細まで正確に記録しておくと、看護記録は看護師の職命を守ってくれます。たとえば、看護師が患者の異常に気づき、医師に電話で報告したところ、「もう少し様子をみるように」という指示が出たとしましょう。ところが、医師に報告したこと、医師の指示内容を看護記録に書いていなければ、「異常に気づきながら何の処置もしなかった」と看護師の責任が問われます。学生の間から、そのようなことも意識して実習記録を書きましょう。

●実習記録は、学生と教員のコミュニケーションを深める

　実習記録のなかには、毎日提出するものがあります。毎日記録するのは、その日の実習を振り返るためだけではなく、教員が学生の実習を詳しく知るためや、教員と学生のコミュニケーションを深めるためでもあります。

　教員は実習に同行していますが、1人の学生につきっきりなることはできません。ですから、記録には細かいことまで記載するようにしましょう。実習に関する悩みを記載してもいいでしょう。教員はその日に目を通してアドバイスを書き込み、できるだけ次の日に学生に戻すようにしていますから、翌日の実習に生かすことができます。

＊

　本書は、『ナーシングカレッジ』2003年4月号〜2004年3月号までの連載をもとに新たに取材・加筆し、まとめた第1版を見直し、さらに加筆・修正を加えたものです。教員の方々に指導していただいた実習記録を書くポイントを、看護過程の段階ごとに紹介しています。学校によって使っている看護理論や看護モデル、実習記録の様式は異なりますが、基本的な注意点は同じです。皆さんの学校の実習記録に当てはめて考え、参考にしてください。

松崎有子

CONTENTS

- ● まえがき ……………………………………………………………………………… 3
- ● 実習記録は何のために書いているの？ ………………………………………… 5

第1章 看護過程って何だろう？

- ● はじめの一歩　看護過程の5つのステップを理解しよう ………………………… 12

第2章 記録上の注意点

- ● はじめの一歩　記録の基本的なルールを身につけよう …………………………… 18
- ● ポイント1　日本語を正しく、専門用語を使って書こう ………………………… 18
- ● ポイント2　単位を忘れずに記載しよう …………………………………………… 21

第3章 アセスメントの記録 ―情報収集―

- ● はじめの一歩　看護理論や看護モデルに沿って情報収集しよう ………………… 24
- ● ポイント1　観察した客観的事実をていねいに記録しよう ……………………… 29
- ● ポイント2　観察した事実とアセスメントを区別しよう ………………………… 32
- ● ポイント3　患者に応じた必須データを押さえる ………………………………… 32
- ● ポイント4　あいまいな表現をしない ……………………………………………… 33
- ● ポイント5　細部まで観察して記録しよう ………………………………………… 34
- ● ポイント6　患者の言葉はそのまま記録しよう …………………………………… 37

第4章 アセスメントの記録 ―情報の解釈・分析―

- ● はじめの一歩　ステップを踏んで記録しよう ……………………………………… 40
- ● ポイント1　原因、問題、看護の方向性を記録しよう …………………………… 40
- ● ポイント2　「なぜ看護問題なのか」を書こう …………………………………… 44
- ● ポイント3　主観的な思いこみで解釈しない ……………………………………… 47

7

第5章　看護診断（問題の明確化）の記録

● はじめの一歩　原因と問題を明らかにする看護診断 …………………………… 50
● ポイント1　看護診断までの整理の方法を覚えよう …………………………… 50
● ポイント2　わかりやすく、具体的に記述しよう …………………………… 52

第6章　看護計画の記録

● はじめの一歩　看護計画に必要な3つの要素 …………………………… 54
● ポイント1　看護目標を立てるときの6つの注意点 …………………………… 54
● ポイント2　評価基準をつくってわかりやすくしよう …………………………… 55
● ポイント3　収集した情報を振り返り、具体的な目標を立てよう …………………………… 56
● ポイント4　観察計画は整理し、観察の方法も記録しよう …………………………… 59
● ポイント5　ひと目でわかるようにイラストを活用しよう …………………………… 60
● ポイント6　看護計画は、患者の個別性も考慮して記録しよう …………………………… 62
● ポイント7　援助計画は細かい場面までイメージできるように書こう …………………………… 64

第7章　実施と評価の記録

● はじめの一歩　ケアを評価して次の計画へ …………………………… 72
● ポイント1　患者の変化を記録し、その理由を考えよう …………………………… 72
● ポイント2　患者の反応を忘れずにとらえよう …………………………… 75
● ポイント3　実践の過程と患者の反応を照合しよう …………………………… 78
● ポイント4　評価・考察の前に、まず結果を押さえよう …………………………… 80
● ポイント5　援助を振り返り、次のケアにつなげよう …………………………… 82
● ポイント6　振り返りができるように、リアルに記録しよう …………………………… 85
● ポイント7　教員のコメントに応え、実習を深めよう …………………………… 86

看護過程の展開に沿った実習記録の書き方

第8章　小児看護学実習の記録

- **はじめの一歩**　会話をとおして得た情報を援助に生かそう …………………………… 90
- **ポイント1**　情報収集の段階で患児・家族の個別性を見いだそう ……………… 90
- **ポイント2**　患児と家族の個別性をプランに生かそう ………………………………… 94

第9章　精神看護学実習の記録

- **はじめの一歩**　患者とのかかわりを記録で振り返ろう …………………………………… 98
- **ポイント1**　人間関係の形成に、プロセスレコードを活用しよう ……………… 98
- **ポイント2**　セルフケア・レベルを査定しよう …………………………………………… 102
- **ポイント3**　食事と排泄にもしっかり目を向けよう ………………………………… 106

第10章　母性看護学実習の記録

- **はじめの一歩**　妊産褥婦の健康な面に目を向けよう ………………………………… 110
- **ポイント1**　妊産褥婦に不可欠な情報をていねいに収集・記録しよう …………… 110
- **ポイント2**　個別性をとらえて援助に反映させよう ………………………………… 113

第11章　老年看護学実習の記録

- **はじめの一歩**　患者のニーズを考えて情報収集・記録しよう …………………………… 118
- **ポイント1**　ADLなどの情報を重点的に収集しよう……………………………………… 118
- **ポイント2**　情報は、自分の目や耳で確かめよう ………………………………… 121
- **ポイント3**　問題ではなく、ニーズを導き出そう …………………………………… 121

第12章 サマリーの書き方

● はじめの一歩　サマリーって何？ ………………………………………… 124
● ポイント1　サマリーに記録する項目を整理しよう ……………………… 124
● ポイント2　継続看護の視点を忘れず、実践した看護を評価する ……… 125
● ポイント3　他者が理解できるように、具体的に表現しよう …………… 128

資料編：看護過程のもとになる「理論」

1 基礎理論編　マズローの「ニード論」／セリエの「ストレス適応理論」／フィンクの ……… 134
「危機モデル」／キューブラー・ロスの「死の過程の諸段階」／フロイト
の精神分析理論による「防衛機制」

2 看護理論編　ナイチンゲールの看護理論／ヘンダーソンの「14項目の基本的ニード」／…… 140
ペプロウの「患者・看護者関係の4つの段階」／オレムの「普遍的セルフケ
ア要件」と「基本的看護システム」／ロイの「適応モデル」／トラベルビー
の「人間対人間の関係」／オーランドの「看護過程理論」／ウィーデンバック
の「看護実践」／アブデラの「21の看護問題」

コラム
臨床現場で使用される主な単位 ……………………………………………… 16
高齢者の患者さんがよく使う言葉 …………………………………………… 22
病棟でよく耳にする用語① …………………………………………………… 48
計画内容は、指導者に助言してもらい、どんどん追加しよう ……………… 69
病棟でよく耳にする用語② …………………………………………………… 70
実習中のメモは捨てずに、記録に活用しよう ……………………………… 88
病棟でよく耳にする用語③ …………………………………………………… 108
実習で出会う主な症状や徴候① ……………………………………………… 116
実習で出会う主な症状や徴候② ……………………………………………… 132

● 索 引 ………………………………………………………………………… 153

看護過程って何だろう?

はじめの一歩
看護過程の5つのステップを理解しよう

　皆さんは、看護過程の思考プロセスを身につけるために実習記録を書いています。では、看護過程とは何でしょうか。

　看護過程（nursing process）とは、看護を実践するための手順や行程のことです。看護過程には、①アセスメント、②看護診断、③計画の立案、④実施、⑤評価、という5つの段階があり、順番にステップを踏むことで、計画的に看護を実践することができます。看護過程の流れを簡単に説明すると、患者が抱えている健康上の問題を明らかにしたうえで、その問題を解決・改善するための看護計画を立案して実施し、実施した看護を評価する、ということになります。一人前の看護師になれば、5つのステップを意識しなくても看護過程が展開できますが、学生は、一つひとつの段階を確実に行っていくことが大切です。

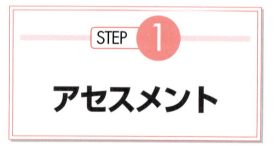

STEP 1 アセスメント

　アセスメントの段階は、「情報収集」と「情報の解釈・分析」という2つの要素を含んでいます。

情報収集

●どんな情報を収集するの？
　看護は患者の身体的・心理的・社会的状態を把握し、全体像をつかむことが大切です。そのために、患者の身体面・心理面・社会面に関するさまざまな情報を収集します。とは言っても、漠然としていて、どんな情報を収集すればいいのかわからなかったり、逆に収集する情報が際限なく広がってしまうことがあります。

　そこで、理論家が提唱している看護活動の枠組みを、アセスメントの枠組みとして活用します。たとえば、学校で使っている理論がバージニア・ヘンダーソンのものであれば、「14項目の基本的ニーズ」に沿って、マジョリー・ゴードンのものであれば、「10項目の生活行動様式」に沿って情報収集します。

　アセスメントの枠組みは、必ずしもすぐにすべて収集しなくてもかまいません。情報を収集するのは、そのときのその人に必要な看護を実践するためです。

　したがって、その人の看護に、たとえば「性に関する情報」が、今、必要であれば収集しなければいけませんが、そうでなければ後でもかまいません。「その人にはどんな看護が必要か」と予測し、「そのためにはどんな情報が必要か」と考え、必要な情報を収集しましょう。そのためには、患者の疾患に関する基礎知識、出現する症状、合併症、検査法、治療法などの知識が必要です。

●情報収集の方法は？
　次の方法があります。
①患者に直接聴取する。

第1章◆看護過程って何だろう？

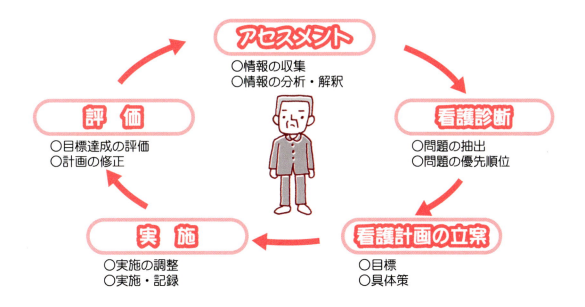

②患者の状態を観察する。
③バイタルサインなどの測定や、検査結果から得る。
④カルテや看護記録から得る。
⑤患者にかかわる人（医師・看護師・栄養士などの医療従事者、家族、友人など）に聴取する。

　患者やその家族が話したことを主観的データ（Sデータ：subjective date）、医療従事者による観察から得られた情報や検査結果などを客観的データ（Oデータ：objective deta）といいます。
　SデータとOデータは、お互いが補足し合っているので両方収集することが大切です。

情報の解釈・分析

　アセスメントの枠組みごとに、収集した情報が、何を意味しているのかを考えます。具体的には、以下の点がポイントになります。
①検査値や測定値が、基準値から逸脱していないか。
②逸脱している場合は、どの程度か（幅と時間）。
③健康時と比較して、できないことは何か。また、できることは何か。
④測定値・基準値の逸脱や、できないことの原因は何か。
⑤測定値・基準値などの逸脱や、できないことによって、身体的・精神的・社会的にどのような問題が生じているか。
⑥今後、どのような問題が患者に生じると予測できるか。

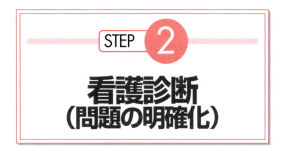

問題の抽出

　枠組みごとに解釈・分析したことを統合し、実際に起こっている問題や、今後起こると予測される問題を、根拠を示しながら明確にします。そのような問題を、共通の専門用語（看護診断名）で記述したものが看護診断です。看護診断名は、一般的に、

NANDAインターナショナル（旧北米看護診断協会）が定義したものが使われています。
　問題は、たとえば以下のようなことがあげられます。
①生命維持に直結する生理的な問題。
②日常生活を営むうえでの問題。
③悲嘆や不安などの感情に関する問題。
④闘病意欲や疾患の受容などに関する問題。
⑤人間関係や役割機能などに関する問題。

問題の優先順位

　問題はいくつも抽出されるため、どの問題から解決・改善しなければならないのか、優先順位を決定する必要があります。
　優先順位の決定には、アブラハム・H・マズローの「ニード論（欲求階層説）」（p.134参照）などを参考にするといいでしょう。マズローは、人間の基本的欲求はピラミッドの形をしており、下位の欲求がある程度満たされると、上位の欲求が現れるとしています。最も下位にある欲求は、生命を維持するために必要な「生理的ニード」です。次いで、「安全のニード」「所属と愛情のニード」「自尊心のニード」「自己実現のニード」となります。問題の優先順位も、生命に関する生理的問題、次に安全に関する問題、というように順位を決めていきましょう。

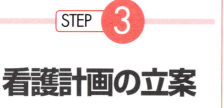

STEP 3
看護計画の立案

　一つひとつの問題について、その問題を解決・改善するための看護計画を立てる段階です。目標と、目標を達成させるための具体策で構成されます。

目標

　期待される結果のことで、患者がどのような状態になることをめざすか、ということです。目標は、長期目標と短期目標を設定します。長期目標は最終的な目標です。長期目標に達する1ステップとして短期目標を設定します。短期目標は、1週間程度で達成できるものが望ましいです。どちらの目標も、「いつまでに」という日程を記載しておきます。

●ポイント　患者の意向を取り入れる
　看護は、患者を中心に実践することが基本です。看護師だけで目標を設定するのではなく、「患者自身はどうなりたいと思っているのか」という患者の意向を取り入れることが大切です。患者とコミュニケーションを図り、一緒に目標を設定しましょう。

具体策

　目標を達成させるために、実際に行う看護のことです。

●ポイント　患者に合った具体的な計画を立てる
　看護計画を実行に移すためには、できるだけ具体的な看護計画を立てることが大切です。たとえば、「清潔援助を実施する」という計画では、具体性に欠けています。清潔援助といっても、全身清拭、部分清拭、足浴、手浴などがあります。患者の個別性も考慮し、この患者には、どの清潔援助を、いつ、何分ぐらいかけて行うのか、ということまで計画しておく必要があります。

計画した具体策を実際に実施する段階です。この段階には、「実施の調整」「実施」「記録」という要素が含まれます。

実施の調整

患者の状態は刻々と変化していますから、具体策を実施する前にもう一度、計画した看護が実施可能かどうかアセスメントします。たとえば、前日に入浴を計画した場合、当日に入浴が可能かどうかもう一度アセスメントするわけです。発熱などが認められれば、計画の修正が必要になります。

実施

具体策を実施するときは、事前に、これから行うことを患者に説明し、同意を得なければなりません。患者の主体性を尊重するためですし、患者にはインフォームド・コンセント（説明を受ける権利と同意する権利）や自己決定の権利があります。インフォームド・コンセントや自己決定権は、近年、わが国の医療現場に浸透し始め、今ではしっかり定着しています。一方的に看護を実施するのではなく、常に患者中心の看護を実践するよう心がけましょう。また、安全・安楽に考慮することは言うまでもありません。

記録

実施後は、自分が行った看護と、それに対する患者の反応を記録します。記録は、他の看護師や医療従事者と情報を共有するために、とても重要です。

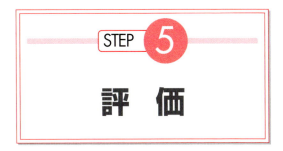

患者に看護を行った結果、目標が達成されたかどうかを評価する段階です。この段階には、「目標達成の評価」と「計画の修正」という要素が含まれます。

目標達成の評価

看護計画を立案する段階に、目標（期待される結果）を設定しています。その目標を達成できたかどうか、以下のような評価基準を用いて評価します。
①達成：目標が完全に達成できた。
②部分達成：目標が部分的に達成できた。
③未達成：目標が全く達成できなかった。

計画の修正

評価の結果、目標が「達成」され、問題が解決・改善された場合は、その看護計画は終了となります。「部分達成」「未達成」の場合は、目標を達成できなかった要因を探りながら、もう一度アセスメントの段階から、看護過程のステップを踏みます。

コラム

臨床現場で使用される主な単位

記号	名称	意味
■ 長さ		
cm	センチメートル	10^{-2}m
mm	ミリメートル	10^{-3}m
μm	マイクロメートル	10^{-6}m
nm	ナノメートル	10^{-9}m
pm	ピコメートル	10^{-12}m
Å	オングストローム	10^{-10}m
■ 重さ		
g	グラム	
mg	ミリグラム	10^{-3}g
μg	マイクログラム	10^{-6}g
ng	ナノグラム	10^{-9}g
pg	ピコグラム	10^{-12}g
kg/m^2	キログラムパー・立方メートル	帯表面積当たりの体重
■ 容積		
dL	デシリットル	10^{-1}L（10dL＝1L）
mL	ミリリットル	10^{-3}L（1000mL＝1L）
μL	マイクロリットル	10^{-6}L（1000μL＝1mL）
fL	フェムトリットル	10^{-15}L
■ 割合・濃度		
%	パーセント	100分率
‰	パーミル	1000分率
ppm	ピーピーエム	百万分率
pg/mL	ピコグラム・パー・ミリリットル	溶液1mL当たりの物質量
ng/mL	ナノグラム・パー・ミリリットル	〃
μg/mL	マイクログラム・パー・ミリリットル	〃
mg/mL	ミリグラム・パー・ミリリットル	〃
U/mL	ユニット・パー・ミリリットル	〃
IU/mL	国際単位・パー・ミリリットル	〃
mIU/mL	ミリ・国際単位・パー・ミリリットル	〃
g/dL	グラム・パー・デシリットル	溶液1dL当たりの物質量
mg/dL	ミリグラム・パー・デシリットル	〃
mEq/L	ミリ・イクイバレント・パー・リットル	溶液1L当たりの物質量
mOsm/L	ミリ・オスモル・パー・リットル	溶液1L当たりの浸透圧濃度
■ 圧力		
mmHg	ミリメートル水銀柱（エイチジー）	水銀柱をXmm押し上げる圧力
cmH₂O	センチメートル水柱（エイチツーオー）	水柱をXcm押し上げる圧力
mmH₂O	ミリメートル水柱（エイチツーオー）	水柱をXmm押し上げる圧力
Torr	トル	圧の単位
■ その他		
Fr	フレンチ	内径(mm)×4＋2または外径×3
kcal	キロカロリー	
℃	セルシウス度	温度

■ SI（国際単位）

■ SI基本単位

記号	SI基本単位（基本量）
m	メートル（長さ）
kg	キログラム（室料）
s	秒（時間）
A	アンペア（電流）
K	ケルビン（熱力学温度）
mol	モル（物質量）
cd	カンデラ（光度）

■ SI組立単位の例

記号	組立単位（組立量）
m^2	平方メートル（面積）
m^3	立方メートル（体積）
m/s	メートル毎秒（速さ／速度）
kg/m^3	キログラム毎立方メートル（質量密度）
kg/m^2	キログラム毎平方メートル（面積密度）
m^3/kg	立方メートル毎キログラム（比体積）
mol/m^3	モル毎立方メートル（量濃度／濃度）

■ 非SI単位の例

記号	単位（SIとの関係）
min	分（1min＝60s）
h	時（1h＝60min＝3600s）
d	日（1d＝24h＝86400s）
°	度〔1°＝(π/180)rad〕
L	リットル（1L＝1dm^3＝10^3cm^3＝10^{-3}m^3）
mmHg	水銀柱ミリメートル（1mmHg＝133,322Pa）
dB	デシベル
μ	ミクロン（1μ＝1μm＝10^{-6}m）

■ 固有の名称をもつSI組立単位例

記号	単位の名称（組立量）
Hz	ヘルツZ（周波数）
N	ニュートン（力）
Pa	パスカル（圧力、応力）
W	ワット（仕事率）
V	ボルト（電圧）
Ω	オーム（電気抵抗）

第 **2** 章

記録上の注意点

はじめの一歩
記録の基本的なルールを身につけよう

　看護過程の段階ごとのポイントに入る前に、まず、記録する際の基本的な文章力やルールを身につけましょう。なぜなら、「はじめに」で述べたように、実習記録は、看護記録を書くときの記述力を身につけるためのものでもあるからです。

　看護記録は、それを読んだだけで、どの看護師も同じ援助を提供できるように書かなければなりません。患者の情報や毎日実践しているケア内容などを、正確にわかりやすく記述する必要があります。実習記録を書くときにも、「正確にわかりやすく」を心がける必要があります。

　ところが、学生の記録を読んでいると、主語が抜けていたり、長々と言葉が続き、結局何を言おうとしているのかわからない文章が目立ちます。そのような文章では、いくら内容が優れていても他者に伝わりません。常に、「他者が読む」ということを意識し、わかりやすい文章を書きましょう。誤字・脱字に注意したり、句読点をきちんとつけることは言うまでもありません。

　学校によっては、パソコンの使用を禁止しているところがあります。USBメモリやハード・ディスクに患者の個人情報が残り、漏洩するおそれがあるからです。手書きの場合は、ていねいな読みやすい文字で書きましょう。また、いずれの場合も、内容の区切りごとに改行すると読みやすくなります。

ポイント1　日本語を正しく、専門用語を使って書こう

　実習記録は、思考プロセスの訓練のために記録しますが、教員や実習指導者も読みます。また、カルテを書く練習でもあります。次の点に気をつけて、正しくわかりやすい日本語の文章を書きましょう。

助詞を抜かさないで正しい文章を書こう

　助詞が抜けている文章は、意味はわかるものの、正しい文章とは言えません。表2-1の①、②は助詞が抜けて、電報文のようになっています。以下のように助詞を補いましょう。

表2-1-①
「頭痛なし、めまいなし、嘔気なし、腹痛軽度あり」
↓
「頭痛・めまい・嘔気はない、腹痛は軽度ある」

第2章◆記録上の注意点

表2-1

性別：女　　年齢：53

実施・結果	評価・考察・修正
S：気持ちいいいわ。あったかい。睡眠とれないのがいちばんつらいわ。座るとお腹痛いのよ。お風呂はやっぱりしんどいし、やめとくわ。 O：T＝36.8℃、P＝92回/分、BP＝168/118mmHg 頭痛なし、めまいなし、嘔気なし、腹痛軽度あり、① 睡眠状態中、モルヒネ10mg持続点滴中（IVH）、倦怠感軽度あり、Ptの判断により入浴中止になり清拭になる。体動時腹痛増強する。② 14：50よりニフェジピン加注（IVH） I：清拭（Nsのを見学）：ベースン、タオル2枚、スキナベーブ ①Ptに清拭を告げ、カーテンを閉める ②Ptに座位になってもらい上着を脱いでもらう。背中をタオルで蒸し温める ③背部を拭き、次に腕を拭き、ベッドに横になってもらう ④腹部と胸部を拭く。フランジ（IVH）、パウチがはがれないよう丁寧に拭く ⑤足を拭く。※露出をさける。随時気分不良声かけをする	A：本日、血圧が高値を示していた。原因はまだ解明されていないが、S情報のように「睡眠がとれないこと」からくるストレスや、腹痛に関する不安なども、血圧上昇させている原因の1つでもあると考えられる。 　昨日よりモルヒネがIVHより入っており、腹痛が過度に増強することは考えられないが、軽度の腹痛は持続している。体動をなるべく安楽に行うこと、足浴による気分転換はとても大切となる。 　Ptはモルヒネの点滴を持続することにより、夜間の睡眠をとても期待されていたようだが、少しは痛みが残っていること、眠れない夜が続いていたことにより、「熟睡した気がしない」と、とても残念そうであった。　　　　　　　　　　　　　③ 　夜間の睡眠時間の確保のためにも、身体的なもののほかに、精神的な不安や悩みを積極的に傾聴し、少しでも気持ちが落ちついた状態でいられるように援助していく。 　また、夜間の睡眠を妨げる因子として腹痛以外に外的因子がないのか聞いてみて、それを取り除くようにすることも大切である。Ptは、入浴による疲労が大きいと言われ、倦怠感もあったため清拭を行うことにした。 E：清潔の保持のためには入浴のほうがよいと考えられるが、強制的に入浴させるのでなく、Ptに自らの清潔行動を自己決定してもらうことも、Pt自身で選んだ生活をしていることにつながる。　　④ 　また、清拭により「気持ちいい」と声も聞かれていたため、気分の爽快を得られたと考えられる。しかし、体動時（とくに座位になることと、座位を保つこと）には苦痛を感じておられたため、変更が必要である。 　清拭時、座位を維持することはとても腹痛を増強させるので側臥位で背部を拭くこととする。腹部は、圧迫すると痛みが増強するため気をつけて拭く。 　Ptの場合、清潔を保持してもらうことはとても大切だが、入浴により自分でできることが入浴の目的ではない。今回の目的は気分転換・寝たきりの予防・疼痛緩和である。このため、体調がよく入浴を行う場合や、しぶしぶ入ろうとしている場合においても、私が隣にいて、「しんどい部分は全部やりますよ」と声かけし、目的が達成されるように補っていく必要がある。

19

表 2-1-②

「倦怠感軽度あり, Ptの判断により入浴中止になり, 清拭になる, 体動時腹痛増強する」

↓

「倦怠感が軽度あるため、Ptの判断により入浴が中止になり清拭になる。体動時に腹痛が増強する」

ワン・センテンスを短くわかりやすく書こう

　文法的な間違いがなくても、1つの文章が長いとわかりにくくなります。「～だが」「～のため」「～から」という言葉で文章を続けず、思い切って区切ってみましょう。たとえば、表 2-1-③、④は、次のように区切るほうが簡潔でわかりやすくなります。

表 2-1-③

「Ptは、モルヒネの点滴を持続することにより、夜間の睡眠をとても期待されていたようだが、少しは痛みが残っていること、眠れない夜が続いていたことにより、『熟睡した気がしない』と、とても残念そうであった」

↓

「Ptは、モルヒネの点滴を持続することにより、夜間の睡眠をとても期待されていた。ところが、少しは痛みが残っていること、眠れない夜が続いていたことにより、『熟睡した気がしない』と、とても残念そうであった」

表 2-1-④

「清潔の保持のためには入浴のほうがよいと考えられるが、強制的に入浴させるのではなく、Ptに自らの清潔行動を自己決定してもらうことも、Pt自身で選んだ生活をしていることにつながる」

↓

「清潔の保持のためには、入浴のほうがよいと考えられる。しかし、強制的に入浴させるのではなく、Ptに自らの清潔行動を自己決定してもらうことも、Pt自身で選んだ生活をしていることにつながる」

カルテ用語を使わない専門用語を使う

　カルテには、「朝食は一切摂取せず」「眠れないほどの痛みあり」というように、「～せず」「～あり」という表現がよくみられます。しかし、学生はまず正しい日本語で記録する習慣をつけてください。正しくは「朝食は一切摂取しなかった」「朝食は一切摂取できていない」、また「眠れないほどの痛みがある」です。

　専門用語も覚えてください。うがいのことを「含嗽（がんそう）」、垢が落ちることを「落屑（らくせつ）」などと難しい言葉が多いですが、できるだけ専門用語を使って実習記録を書いてみましょう（表 2-2 参照）。

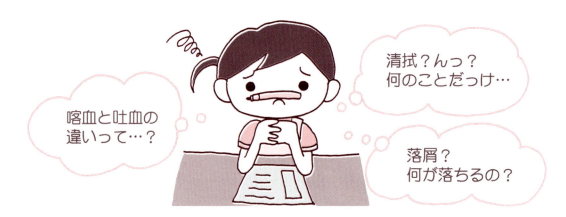

第2章◆記録上の注意点

表2-2 覚えておこう専門用語

専門用語	ふりがな	意味	専門用語	ふりがな	意味
曖気	あいき	げっぷ	褥瘡	じょくそう	床ずれ。＝褥傷
咽頭痛	いんとうつう	喉の痛み	寝衣	しんい	寝巻き
嚥下	えんげ	飲み込む	頭痛	ずつう	頭の痛み
嘔気	おうき	はきけ。季肋部から胸部にかけての不快感	清拭	せいしき	身体を拭く
悪心	おしん	はきけ。＝嘔気	洗浄	せんじょう	洗い流す
咳嗽	がいそう	咳	掻痒感	そうようかん	かゆみを感じる
喀出	かくしゅつ	痰を出す	咀嚼	そしゃく	噛む
喀痰	かくたん	気道の分泌物。痰	体熱感	たいねつかん	身体が熱く感じる
喀血	かっけつ	咽頭、気管、気管支、肺胞からの出血が吐出したもの	疼痛	とうつう	痛み
眼脂	がんし	めやに	吐血	とけつ	上部消化管（食道、胃十二指腸）と隣接臓器からの出血が吐出したもの
含嗽	がんそう	うがい	努責	どせき	いきみ。排便時や分娩時におなかに力をいれること
吃逆	きつぎゃく	しゃっくり	吐物	とぶつ	吐いたもの
結髪	けっぱつ	髪をとく	熱傷	ねっしょう	やけど
眩暈	げんうん	めまい	鼻垢	びこう	はなくそ
倦怠感	けんたいかん	しんどさを感じる	鼻汁	びじゅう	鼻水
臍垢	さいこう	へそのあか	鼻閉	びへい	鼻が詰まる
嗄声	させい	声が枯れる。枯れ声	浮腫	ふしゅ	むくみ。組織間隙に多量の水が貯留した状態
拭髪	しきはつ	髪を拭く	毛髪	もうはつ	髪の毛
耳垢	じこう	耳あか	落屑	らくせつ	垢が落ちる
耳漏	じろう	耳だれ	流涙	りゅうるい	涙を流す

ポイント 2 単位を忘れずに記載しよう

実習記録のなかには、血圧、体温、脈拍、呼吸、検査結果の値、服用している薬なども記載します。そのとき、単位まで忘れずに書くように気をつけてください（p.16 参照）。

血圧の単位「mmHg」や、血糖値の単位「mg/dL」は1つですから間違いようがありません。ところが、いくつかの単位が使われているものがあります。例えば薬です。同じ薬でも「mL」の場合と「mg」の場合があります。もし単位まで記載されていないと薬の量がわからないばかりか、「mL」のつもりで書いた量を「mg」と解釈されることもあります。

また、赤血球数は「350万個 $/\mu L$」「$350 \times 10^4/\mu L$」「$3 \cdot 50 \times 10^6/\mu L$」など、表記の仕方がいくつかあります。「350」ととらえていると、たとえば「35」という数値が出てきたときに、すぐに万単位で計算ができません。学生のときから単位に敏感になり、忘れずに書くようにしましょう。

コラム

高齢者の患者さんがよく使う言葉

　実習中、患者さんとの会話で「あれ？　何？」と思った言葉はありませんでしたか。とくに高齢者の患者さんとの会話では、ふだん耳にしたことのない言葉や、聞いたことがあってもよく意味を理解していない言葉が出てくると思います。

　その言葉のもつ意味がわからないと、患者さんとの会話も成立しなくなることもありますし、せっかく、患者さんから得られた情報を見逃すこともあるかもしれません。以下は高齢の患者さんが使う言葉の一例です。参考にしてください。

言葉	意味	言葉	意味
青菜に塩	今まで元気だった人が急にしょんぼりしてしまうこと	高を括る	物事の成り行きや人の能力などを、安易に考え、油断したり、みくびること
赤の他人	「赤」は明らかな、全くの、意味。縁もゆかりもない完全な他人	たくさん	量が多いこと。十分なこと。ぞんざいに扱うこと。粗末。
朝飯前	何ということもない、簡単なこと	とどの詰まり	最後のところ、結局という意味。「とど」とは出世魚のボラの最後の名前
足がすくむ	（恐れなどにより）足が縮んで動かない。足を踏み出すことができない	とんちんかん	行き違って物事の筋がとおらないこと。言動がまぬけていて調子はずれ
足が地に着かない	落ち着かない。うわすべりである	二進も三進も行かない	物事のやりくりがどうしてもできないこと
足が棒になる	疲れ果てて、足がこわばる	二の足を踏む	尻込みをする。躊躇すること
足が早い	歩くことが早い。食べ物が腐りやすい。売れ行きがよい	抜き差しならない	どうにも処置のしようがないこと
足を運ぶ	歩いていく。訪問する	退っ引きならない	せっぱ詰まった状態
足を休める	歩みを止めて、休息すること	はばかり	おそれつつしむこと。トイレのこと
一日千秋	1日が1千年にも感じられるほど長く思われる。待ち遠しいこと	膝が笑う	膝に力が入らず、踏ん張りがきかない状態
一縷の望み	一縷とは1本の細い糸の意。かすかでおぼつかないことをいう	膝を突き合わせる	膝が触れ合うほど近くに向き合い、じっくり話をすること
一巻の終わり	巻物の形の本から転じて、物事の結末。すでに手遅れな状態をいう	腑に落ちない	納得できない、よくわからない
浮き足立つ	不安や恐怖のために落ち着きを失い、逃げ腰になっている状態	ほぞを噛む	ほぞとは臍のことをいう。自分の臍は自分では噛めないことから転じて、自分の力ではどうにも及ばないこと
お座なり	その場しのぎで誠意のない態度。	枕を高くする	安心して眠ること。転じて、気を許すこと
鬼の霍乱	ふだん病気をしない人が珍しく病気になること	間尺に合わない	間尺とは建築や建具に用いる寸法のこと。計算に合わないことの意
合点が行かない	相手の言い分に納得が行かないこと	まな板の上の鯉	まな板の上の鯉が料理されるように、相手のなすがままで、逃げ場のない状態をいう
汗顔の至り	汗顔は恥ずかしくて顔に冷や汗が流れることの意。面目を失うこと	目から鱗が落ちる	何かのきっかけで、これまで分からなかったことの真相が分かるようになること
口がおごる	食べ物に贅沢なる	目くじらを立てる	他人のわずかな欠点を探し出しては、それを非難すること
口が重い	口数が少ない	もっけの幸い	思いがけないこと、意外なこと。
口惜しい	残念、無念、がっかり	元の木阿弥	一度よくなったものが、再び元の悪い状態に戻ることのたとえ
口寂しい	口にするものがなく、もの足りない感じ	遣る瀬ない	心の晴らしようがないこと。
首を長くする	物事が実現することを待ちこがれること	拠ん所ない	どうしようもない。やむをえないということ
せっかく	滅多にないこと。特別、大切。努力や期待に応えられず、残念の気持ちを表現する	埒があかない	物事がはかどらず、区切りがつかないこと

22

アセスメントの記録

―情報収集―

はじめの一歩

看護理論や看護モデルに沿って情報収集しよう

看護過程の第一歩は、患者の情報収集です。情報収集が十分にできていなければ、適切な援助に結びつきません。では、患者のどのような情報を収集すればよいのでしょうか。

患者の器官や臓器の障害に着目して情報を収集する医師とは違い、看護師は、①身体面、②精神面、③社会面、という3つの側面から患者の全体像をつかまなければなりません。したがって、情報も3つの側面から収集する必要があります。簡単に言えば、①病気によって身体がどのような影響や障害を被っているのか、②精神状態は安定しているか、不安はないか、③家庭や職場、学校での社会的役割は果たせるか、などです。これらについて、さらに詳しく収集しなければならず、学生にとっては難しいものです。

そこで、学校では必ず1人の理論家の看護理論や看護モデルを使っています。情報収集は、それらの枠組みに沿って行います。よく使われているのは、バージニア・ヘンダーソンやマジョリー・ゴードン、松木光子氏などの理論やモデルです。それぞれ分類の方法は異なりますが、すべての枠組みについて情報収集すると、患者の全体像をつかむことができます。患者を1人の人間としてとらえるために、各枠組みについてていねいに情報収集しましょう。

バージニア・ヘンダーソンの 14項目の基本的ニード

バージニア・ヘンダーソンは、看護の構成要素として14項目の基本的ニードをあげ、これらを満たせるように援助しなければならないと言っています。そのことから「ニード論」とよばれています。

14の基本的ニーズとは、①正常な呼吸、②適切な飲食、③老廃物の排泄、④身体を動かし、姿勢を維持する、⑤睡眠と休息、⑥衣服の選択と着脱、⑦正常な体温の保持、⑧身体の清潔の保持と身だしなみ、⑨環境内の危険を避ける、⑩他者とのコミュニケーションをとり、自己の意思、気持ち、欲求、ニーズなどを伝える、⑪自己の信仰に基づく生活、⑫達成感のある仕事に就く、⑬レクリエーション活動に参加する、⑭学習を満たす、です。

マジョリー・ゴードンの 11項目の機能的健康パターン

マジョリー・ゴードンは、患者の全体像をとらえるための1つの方法として、11項目からなる「機能的健康パターン」を示しています。

11項目とは、①健康認識－健康管理パターン、②栄養－代謝パターン、③排泄パターン、④活動－運動パターン、⑤睡眠－休息パターン、⑥認知－知覚パターン、⑦自己知覚－自己概念パターン、⑧役割－関係パターン、⑨性－生殖パターン、⑩コーピング－ストレス耐性パターン、⑪価値－信念パターン、です。

松木光子の 10項目の生活行動様式

松木光子氏は、看護は患者の反応・行動をみることから始まると考え、アセスメントする枠組みとして、10項目の「生活行動様式」を設定しています。

10項目とは、①健康認識－健康管理、②呼吸－循環－体温調節、③栄養－代謝、④排泄、⑤活動－

休息、⑥防衛、⑦性−生殖、⑧感覚−知覚−伝達、⑨自己像−自己実現、⑩役割−関係、です。

枠組みに沿って情報収集し全体像をつかむ

学校で使っている理論やモデルがバージニア・ヘンダーソンであれば、「14項目の基本的ニード」に沿って、マジョリー・ゴードンであれば、「11項目の機能的健康パターン」に沿って、松木光子氏であれば、「10項目の生活行動様式」に沿って情報を収集したり、収集した情報を各項目に分類します。

ここまでは理解できても、各項目について具体的にどのような情報を収集すればいいのかわからなかったり、収集した情報をどの項目に分類したらいいのかがわからない学生が多いようです。マジョリー・ゴードンと松木光子氏の各項目について、どのような情報を記録すればよいのか表にまとめてみました。参考にしてください（表 3-1、表 3-2）。

「閉ざされた質問」と「開かれた質問」

最も重要な情報源は、言うまでもなく患者です。患者にインタビューしたり、ケアをしながら話を聞いたりします。このときに注意すべきことは、質問責めにしないことと、「閉ざされた質問」と「開かれた質問」をうまく組み合わせることです。

「閉ざされた質問」とは、「はい」「いいえ」で答えられる質問です。たとえば、「ここは痛いですか」「食欲はありますか」というような質問です。一方、「開かれた質問」とは、患者が自由に答えられる質問です。「どのような痛みですか」「どんな食べ物が好きですか」というような問いかけの方法です。「開かれた質問」をすると、そこから話が発展し、患者の状態をより詳しく知ることができます。しかし、そのような質問ばかりを続けると答えるのが苦痛になる場合もあります。患者の表情などをみながら、

ときには「閉ざされた質問」も取り入れてみます。

患者の状態や表情、態度を観察することからも、多くの情報を得ることができます。看護は観察から始まる、といっても過言ではありません。観察は、あらゆる場面で行います。たとえば、清拭の場面では皮膚の乾燥状態や色調、食事介助の場面では、嚥下状態や摂取量などの情報を得ることができます。五感をフルに活用して、患者を観察しましょう。

診療記録も情報源です。ここからは、検査データや医師の診断などの情報が得られます。

主観的情報と客観的情報に分類して記録する

収集した情報は、主観的情報（subjective-data：Sデータ）と客観的情報（objective-data：Oデータ）に分けて記録します。Sデータは患者が話したことで、Oデータは学生が観察したことや検査データです。

SデータとOデータに分けて記録する理由の1つは、お互いに補足して明確な情報を得るためです。

たとえば、患者が「あまり食欲がないんです」と話し、夕食の摂取量が半分程度だったとすると、次のような記録になります。

Sデータ：「あまり食欲がないんです」
Oデータ：夕食は、主食を約半分摂取。副食はまんべんなく摂取しているが、摂取量は半分程度である。

この場合、患者の言葉（Sデータ）を客観的情報（Oデータ）が裏づけています。

SデータとOデータが食い違うこともあります。

Sデータ：「ずいぶん食欲が出てきました」
Oデータ：夕食は、主食を約半分摂取。副食はまんべんなく摂取しているが、摂取量は半分程度である。

このように食い違う場合は、病院食が口に合わないのか、間食をしたのか、いつもはどれくらい食べているのかなど、さらに詳しい情報収集が必要です。

SデータとOデータに分けて記録するもう1つの理由は、患者がそのことについてどのように感じたり思ったりしているのかを知るためです。患者の思いを理解しておかないと、問題点を明確にすることができません。

表3-1 マジョリー・ゴードンの「機能的健康パターン」

枠組み	主観的情報（Sデータ）	客観的情報（Oデータ）
健康知覚―健康管理パターン	・全般的な健康状態はどうか ・健康維持のために、どのようなことを行っているか。それは、健康維持に役立っていると思うか ・乳房の自己検査は行っているか（女性の場合） ・飲酒、喫煙の有無 ・服薬の有無 ・これまで、医療従事者からの注意や指導は容易に守れたか ・病気の原因をどう思っているか ・症状を自覚したとき、どのように対応したか。その対応の結果は？ ・今回の入院で大切なことは何だと思うか	・外観（全体的な印象） ・バイタルサイン ・治療や予防に対する欲求・行動はみられるか
栄養―代謝パターン	・食事：通常摂取している食べ物、回数、好み ・水分：通常摂取している飲み物、量 ・サプリメント摂取の有無 ・体重、身長の増減 ・食欲の有無 ・食事による不快感の有無 ・嚥下障害の有無 ・食事制限の有無 ・皮膚：外傷や乾燥の有無 ・歯に問題はないか	・現在の体重、身長 ・食事摂取の内容 ・口腔粘膜：色、湿潤度、損傷 ・皮膚：損傷、湿潤度 ・浮腫の有無 ・消化器の病変の有無 ・感染の徴候 ・栄養状態を示す検査データ：TP、Alb、Hb ・電解質のデータ：Na、K、Cl、Ca ・免疫反応のデータ：リンパ球数、好酸球、免疫グロブリン
排泄パターン	・通常の排便パターン：回数、性状、不快感の有無 ・通常の排尿パターン：回数、不快感の有無 ・発汗は多いか。臭いは？	・排便と排尿の回数、性状、不快感の有無 ・排便コントロール上の問題はないか ・ドレーンなどを装着してる場合、適切に装着されているか ・腹部の状態
活動―運動パターン	・必要な活動のためのエネルギーは十分か ・通常の運動パターン：種類、規則正しさ ・どのようなレジャーを行っているか ・患者が認識する日常生活動作の自立度	・日常生活動作の自立度 ・姿勢、歩き方、装具などの状態 ・関節可動域 ・呼吸器の状態
睡眠―休息パターン	・通常の睡眠パターン：睡眠時間、状態 ・睡眠障害の有無 ・睡眠薬や睡眠導入薬を服薬しているか ・悪夢をみたり早期覚醒をするか ・くつろぎの時間はどうか	・睡眠パターン：睡眠時間、状態 ・睡眠不足を示す情報：頻回のあくび、目の下のくまなど

第3章◆アセスメントの記録 —情報収集—

枠組み	主観的情報（Sデータ）	客観的情報（Oデータ）
認知ー知覚パターン	・難聴の有無 ・補聴器の使用の有無 ・視力低下の有無 ・メガネ、コンタクトレンズ使用の有無 ・最近の記憶に変化はあるか ・意思決定は容易にできるか ・学習上の困難はあるか	・視覚、聴覚、平衡感覚、味覚、触覚、臭覚 ・見当識 ・理解力、記憶力、判断力 ・語彙
自己知覚ー自己概念パターン	・自分自身のことをどのように思っているか ・自分自身のことをどのように説明しているか ・自分の身体やできることが変化したか ・それに伴う自分にとっての問題は何か ・病気になってから、自分の身体や自分自身について感じ方が変わったか ・苛立ち、不安、悩み、恐怖はあるか ・何を手助けしてほしいか ・希望を失っているか	・声の調子、話し方 ・態度 ・視線、姿勢、注意力 ・情緒の状態 ・精神運動機能の状態
役割ー関係パターン	・家族構成 ・手に負えない家族問題の有無 ・家族問題があるとき、通常どのように処理しているか ・家族が患者に依存していることは何か ・家族は患者の病気や入院について、どのように感じているか ・子どもの問題はあるか（子どもがいる場合） ・社会的グループに属しているか ・親友の有無 ・孤独を感じるか ・学校（職場）ではうまくいっているか ・収入面で不安はないか ・住んでいる地域の近隣の人達に親しみ、あるいは孤立感を感じているか	・家族との関係：面会時の様子など ・病気による家庭内、職場内などでの役割の変化
性ー生殖パターン	・性的関係の満足度、変化 ・初潮、最終月経、月経上の問題 ・妊娠、出産回数 ・避妊具、避妊薬の使用の有無	・身体機能の変調の有無
コーピングーストレス耐性パターン	・ここ1〜2年の間に、生活上の大きな変化や危機はあったか ・誰に相談するのが最も有効か。その人は今近くにいるか ・いつも緊張しているか ・緊張を和らげるものは何か ・緊張を和らげるためにアルコールや薬剤を使用するか ・生活上の問題が起こった時、通常どのように処理しているか。その方法は有効だったか	・ストレスの要因になるものがあるか ・コーピングのために患者が利用できるサポート・システム
価値ー信念パターン	・人生はほぼ望みどおりにいっているか ・将来の人生設計 ・人生で大切なことは何か ・宗教は重要か ・困難が生じたとき、宗教は助けになるか ・入院によって、宗教的習慣が妨げられるか	・価値観や信念に関する心配事の有無 ・自己決定し、責任を負える強さ

表3-2 松木光子の「生活行動様式」

枠組み	主観的データ（Sデータ）	客観的データ（Oデータ）
健康認識・健康管理	・最近の一般的健康状態はどうか ・今回の病気や入院について気がかりや苦痛は ・病気の原因をどう思っているか ・今回の入院で大切だと思っていることは ・看護師にどんなことをしてほしいか ・今まで健康を保つためにどのようなことをしてきたか ・今まで医療従事者から受けた注意や指導は容易に守れたか ・この1・2年、生活上に大きな変化があったか ・いつも大きな問題があったときはどう処理しているか、その方法は有効だったか ・いつも相談ができるのは誰か ・家族は大きな問題があったときどう対応しているか	・体格 ・外観 ・身づくろい ・衛生
呼吸・循環・体温調節	・喫煙の有無と量、喫煙に関する知識 ・咳、痰、息切れなどの症状の有無、程度 ・血圧が高いといわれたことは ・手足の冷感は ・腹部痛の経験は ・最近発熱の経験は	・体温、熱型 ・呼吸（数、深さ、リズム、呼吸音など） ・脈拍（数、深さ、リズム、緊張度など） ・血圧 ・出血斑の有無 ・呼吸困難の有無
栄養・代謝	・食欲の有無 ・嚥下可能か ・水分・食物の摂取量 ・食事時間、回数 ・偏食の有無、嗜好品、常用薬 ・嘔気・嘔吐の有無 ・最近の体重の変化	・身長・体重 ・義歯・欠歯の有無・本数 ・食事摂取内容 ・消化・吸収能力 ・非経口的栄養（種類） ・臨床検査所見：TP、Alb、Hb
排泄	・排便障害は ・排便習慣、回/日 ・排尿障害は ・排尿習慣、回/日	・便の性状、量 ・尿の性状、量
活動・休息	・日常生活動作の自立度：食事、入浴、排泄、床上での動作、着衣、身づくろい、家事、買物、その他 ・1日の過ごし方 ・運動の習慣や趣味 ・睡眠パターン、睡眠障害の有無 ・常用薬の有無、種類・量	・姿勢・歩き方 ・身体欠損、関節可動域、装具使用状況 ・日常生活動作：食事、入浴、用便、身づくろい、更衣 レベル1．セルフケア可 　　　2．器具装具によりセルフケア可 　　　3．一部介助や監督が必要 　　　4．全面的に介助が必要
防衛	・皮膚・粘膜の損傷と症状 ・清潔習慣：入浴、洗髪、口腔の清潔、衣服	・皮膚の色、乾燥、損傷の部位 ・皮膚の汚れ、分泌物 ・粘膜（口腔）の色、乾燥 ・損傷の部位、程度 ・衣服の材質、汚染

第3章◆アセスメントの記録 —情報収集—

枠組み	主観的データ（Sデータ）	客観的データ（Oデータ）
性・生殖	・月経の起始と型、閉経の時期 ・妊娠と出産の経験 ・必要時：性関係の満足度 ・必要時：避妊具（薬）の使用と問題状況	・診療所見
感覚・知覚・伝達	・印刷物は読めるか、眼鏡・コンタクトの使用の有無 ・会話は聞こえるか、補聴器の使用の有無 ・疼痛や不快感の部位、程度、常用薬の有無 ・記憶の変化 ・麻痺、痺れ、瘙痒感の有無	・視力、聴力 ・発語状況、使用言語 ・語彙 ・意識 ・理解力、記憶力
自己像・自己実現	・自分自身の感じ方に関する変化は ・自分の身体や身体の変化をどう感じるか ・不安、恐怖、悩み、抑うつ、無力を感じるか、どんな援助を求めるか ・人生設計はほぼ達成できたか ・これからの計画は ・入院してできないことは ・決定は容易にできるほうか困難か ・信仰している宗教は	・声の調子、話し方 ・姿勢、視線、注意の範囲 ・情緒状態 ・態度（積極的か受動的かマイペースか従順か）
役割・関係	・住居とその環境 ・家族構成と関係（連絡先と連絡人） ・その人のもつ役割は ・家族のことで病気や入院により心配になることは ・家族は通常問題が起きたとき、どのように処理しているか ・職場のことで気になることは、収入はどうなるか ・家族以外に支えになる人や交流している人はあるか	・屋内気候、採光、騒音 ・病室の位置、広さ、同室者の有無 ・家族、医療従事者、同室者との人間関係 ・医療費支払い区分
その他	・その他質問や話したことはないか	

ポイント 1 観察した客観的事実をていねいに記録しよう

患者の状態をイラストにしてみよう

　情報収集から評価まで、しっかり記録できるに越したことはありませんが、最初の段階では、まず観察した事実をていねいに記載しましょう。

　図3-1は、学生Aさんが左上下肢麻痺のある患者のクラスタリングに描いたイラストです。クラスタリングとは、情報整理の方法の1つで、患者の既往歴、現病歴のほか、観察したことを、性格、バイ

29

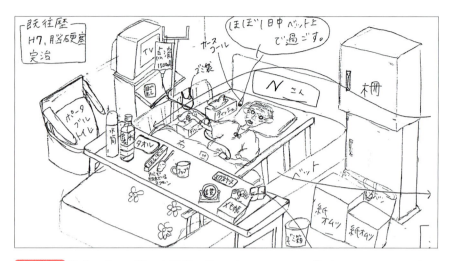

図 3-1 学生Aさんが描いた情報の整理（クラスタリング）をイラストにした部分

タルサイン、食事、排泄、清潔、環境、体位などのグループに分けて記載します。クラスタリングには、それほど細かいところまで書く必要はなく、患者の全体像がつかめる程度でかまいません。

学校によっては、実習記録にイラストを描く欄を設けていないところもあるかもしれませんが、イラストを描くことで、細かなところまで目が向くので、描いてみるといいでしょう。

学生Aさんは、イラスト（図3-1）にポータブルトイレ、ゴミ箱、テレビ、紙オムツからナースコールの位置まで描いています。オーバーテーブルの上に水筒、水、タオル、箸箱、アルミ箔で包まれているスプーン、コップ、鏡、眼鏡ケース、メモ帳、薬ケースが置いてあり、反体側のベッド柵にはゴミ袋が吊されていることも描いています。患者の環境をとてもよく観察し、細かいところまでイラストに描いています。

イラストで表現できない部分は、文章で記載しています。たとえば、「右側の柵には、痰を取るために使ったティッシュを入れるビニール袋と、バルーンカテーテルを挿入しているので、ベッド柵に導尿パックがぶら下がっている」「シーツの上に電気毛布を敷き、悪寒を感じたときに暖かくする」「2人部屋の窓側。陽光もよく入り暖かい。日差しがきついこともあるのでカーテンが必要」などです。

ところが同じ学生が書いた実習記録の「援助内容：環境」の用紙には、表3-3のようにほんの一部しか記録していません。患者は何人部屋なのか、ゴミ箱はどこに置いてあるのか、ポータブルトイレの位置はベッドサイドの右側なのか左側なのか、など、観察した事実をていねいに記録しなければなりません。事実があってはじめてアセスメントできるのです。

書き方の例を1つあげると、「右のベッド柵に痰を取るために使ったティッシュを入れるビニール袋が1つあり、ベッドの左サイドにゴミ箱が1つある。よくティッシュを使うので、すぐに捨てられるように」と記録します。

環境がイメージできるような具体的な記録を

表3-4は同じく環境を援助した学生Bさんの記録です。「7、8畳の広さはある個室」「花がたくさん」「カーテンが常に閉まっており」「脱毛がみられる」「廊下のワゴンの音や人が歩く音はよく聞こえる」「ガーグルベースンやウェットティッシュ、ゴミ箱を置いた台、ポータブルトイレ、IVHが固まって置かれている」（表3-4-①）など具体的に、ていねいに記録しています。これだけで、患者がどのような環境で過ごしているのかイメージできます。

第3章◆アセスメントの記録 ―情報収集―

表3-3 学生Aさんの実習記録

援助する内容：環境　　**援助目的**：まわりの環境を清潔に保ち、患者が気持ちよく過ごせる環境にする

観察 S（主観的）情報、O（客観的）情報	A（アセスメント） 感じたこと。考えたこと。援助の必要性。
S：ティッシュどこにあるん？ O：本来なら、ティッシュが右側の頭元ら辺に置いてあったのが、患者のマヒ側の左に置かれてあった。左側に置かれると患者は見にくいので、その辺はちゃんと考慮して、必要物品を患者の使いやすい位置に置くこと。　① 　・ベッドサイドにはポータブルトイレ。 　・ベッド柵に、ティッシュを捨てるゴミ袋がついている。患者の部屋は2人部屋。 　●ゴミ箱の位置は、ベッド柵に1つビニール袋があり、ベッドの左サイドにゴミ箱が1つある。よくティッシュを使うので、すぐに捨てられるように。	A：患者は、膀胱留置カテーテルを挿入しており、排便もトイレに行くのも困難な状態なので、ベッドサイドにポータブルトイレを置き、ポータブルトイレで援助を行う。 　・車いすで移動をしているので、ベッドサイドの物に注意する。あまり物を置かないほうがよい。 　・左マヒがあるので、行動範囲にも制限が出てくるので、生活用品（コップ、箸、水など）はベッドの近くやオーバーテーブルの上に置いている。 　・痰がよく出て、それをティッシュで取っているので、ベッドの上には常にティッシュを置いている。 　・1日のほとんどをベッドの上で過ごすため、褥瘡もできやすくなるので、褥瘡予防を考えたマットを使っている。　② 　・室温が高く、③熱がこもりすぎたせいで、体温が上がり熱が出た。

表3-4 学生Bさんの実習記録

援助する内容：環境　　**援助目的**：病室を安全な環境に整える

観察 S（主観的）情報、O（客観的）情報	A（アセスメント） 感じたこと。考えたこと。援助の必要性。
O：情報 ・7、8畳の広さはある個室 ・半袖でも寒さを感じない居心地のよい温度 ・花がたくさん置かれており、入った瞬間花の香りがした。 ・カーテンが常に閉まっており、空気がこもっている感じがした。 ・ベッドの高さは患者が座位になって足の指全体が着く程度。 ・シーツの上にはところどころに脱毛がみられる。シミなどの汚れやシワはみられない。 ・普通は静かだが、廊下のワゴンの音や人が歩く音はよく聞こえる。 ・床頭台には、テレビ、時計、リモコン、ティッシュが置いてある。 ・オーバーテーブルの上には、ティッシュ、お茶、箸、スプーン、歯ブラシ、コップが置いてある。 ・ベッド柵を常にしている ・ベッドの横には、ガーグルベースンやウェットティッシュ、ゴミ箱を置いた台、ポータブルトイレ、IVHが固まって置かれている。　①	・大部屋とは違い広く、落ち着いた静かな部屋でプライバシーは守られるが、孤独感を感じやすいため、精神的な援助が必要だと感じた。　② ・カーテンが閉まったままだが、光は変化のない入院患者にとって重要なものである。③ また、患者は、術後のガーゼやパウチをしており、感染のリスクが非常に高い。④ また、ベッドの横にポータブルトイレ、ガーグルベースン、ウェットティッシュ、ゴミ箱が乱雑に置かれており、感染防止のため、換気が必要だと感じた。⑤ 清潔と不潔の区別をつける必要がある。 ・患者の移動時に、つまずきや転倒を防止するため、ベッドの横のスペースは広く取る。

31

そしてこれらの事実が、「プライバシーは守られるが、孤独感を感じやすいため、精神的な援助が必要だと感じた」（表 3-4- ②）「カーテンが閉まったままだが、光は変化のない入院患者にとって重要なものである」（表 3-4- ③）というように、きちんと解釈につながっています。

できれば、患者の命綱であるナースコールの位置と、面会に来た人や看護師とのコミュニケーションなど、人的環境についても観察して記録しましょう。

ポイント 2 観察した事実とアセスメントを区別しよう

観察した事実が客観的情報で、患者が話した言葉が主観的情報です。そして、それらを解釈するのがアセスメントです。

表 3-3 では、観察した事実とアセスメントの区別ができていません。観察の欄に書いてある「左側に置かれると患者は見にくいので……使いやすい位置に置くこと」（表 3-3- ①）はアセスメントです。

逆に、アセスメントの欄に書いてある「生活用品（コップ、箸、水などは）ベッドの近くやオーバーテーブルの上に置いている」「ベッドの上には常にティッシュを置いている」「1日のほとんどをベッドの上で過ごすため……褥瘡予防を考えたマットを使っている」（表 3-3- ②）は観察した事実です。区別して書くようにしましょう。

ポイント 3 患者に応じた必須データを押さえる

栄養状態の観察が必要な患者は電解質データも忘れずに

Oデータのなかには、患者の状態に応じて、必ず押さえなければならないデータがあります。

表 3-5 は、「栄養・代謝」項目の実習記録です。受け持ち患者は、膵臓癌の疑いと転移性脊髄腫瘍と診断され、放射線治療を受けています。放射線治療を開始してから嘔気・嘔吐が著しく、食事を十分に摂取できていません。学生は検査データを記録し、その中に栄養状態を示す TP（総タンパク）、ALB（アルブミン）も含まれています（表 3-5- ①）。

ところが、電解質のデータが抜けています。教員のアドバイスによって、電解質の検査データと解釈が書き加えられました（表 3-5- ②、③）。結果的

には電解質は基準値内でしたが、栄養状態に留意することが必要な患者には必須のデータです。

また、この患者は既往歴に高血圧と高脂血症がありますから、入院前はどのような食事を取っていたのかも必要です。

あいまいな表現をしない

あいまいな表現をしないように注意しましょう。たとえば食事の摂取量について、「ほとんど食べている」「だいたい食べている」というような記録をしていないでしょうか。「ほとんど」「だいたい」というあいまいな表現をせず、具体的にどれくらい摂取したかを記録しましょう。

表 3-5 は「主食＝5：7：9、副食＝10：5：9」というように、主食と副食に分け、朝・昼・晩それぞれ何割くらい摂取できているか記録していますから、まだ詳しく書けているほうです（表 3-5-④）。

しかし、副食は「魚を半分摂取」「かぼちゃの煮物を3割摂取」という具合に、何をどれぐらい食べたのか記録しましょう。そうすると摂取したカロ

表3-5

枠組み	主観的（S）・客観的（O）データ	解釈・逸脱の判断
栄養・代謝	O）検査データ 		9/5	9/11	9/18
-------	------	------	------
AST	44	34	31
ALT	22	14	16
LDH	190	189	174
ALP	174	172	―
γ-GTP	62	59	55
TP	7.1	7.6	7.5
ALB	3.9	―	4.1
T-Bill| 0.73	0.70	0.72
AMY	259	―	135
CRP	0.32	0.60	1.09	① O）食事摂取量（膵臓食米飯、6/18昼食より膵臓食全粥に変更） 		主食	副食
-------	-----------	-----------
9/14	5：7：9	10：5：6
9/15	8：10：10	8：10：10
9/16	10：10：10	10：10：10
9/17	5：5：3	5：3：3
9/18	1：2：―	1：2：―	④	O）検査データ |	8/27	8/28	9/11
-----	------	------	------
Na	140	―	―
K	4.2	―	―
Cl	103	―	―
Ca	―	9.6	9.2	② O）腫瘍マーカー |	8/2	9/5	9/11
--------	------	------	-------
CEA	―	―	7.0
CA19-9	3193	―	10625
CA125	―	107	―	 O）ERCP所見膵頭部から膵体移行部にかけて途絶を認める S）152cm、42kg（入院前より－3kg） S）食事：3回/日 S）「吐き気がひどいから何も口にしたくないんです。体力をつけるために食べなきゃいけないんだけど、今は食べれそうにないわ」⑤	電解質データに関しても基準値内であり、逸脱がみられないことから、食事摂取量の減少に伴う脱水などを起こすことなく経過しているものと考えられる。③

リーが計算でき、何カロリー不足しているのかわかります。

また、「吐き気がひどいから何も口にしたくないんです。……今は食べれそうにないわ」とSデータを記録してますが（表3-5-⑤）、「今」というのもあいまいな表現で、いつのことかわかりません。

そこで、Oデータとして、どんな状況のときのことなのか、観察したことを記入する必要があります。

食べられないのは放射線治療の直後なのか、吐き気止めの薬の効果が薄れているときなのか、というようなことがわかれば、食事を勧めるタイミングをつかむことができます。

ポイント5　細部まで観察して記録しよう

看護は観察から始まります。患者に関心をもち、五感を使って（見て、触って、聞いて、触れて、においをかいで）細かいところまで観察して記録することが大切です。

ところが、学生の観察や記録は不足が目立ちます。どのような点が不足しているのかみていきましょう。

睡眠時間は？
排尿の量は？

表3-3（p.31）のアセスメントの欄に「室温が高く」（表3-3-③）とありますが、観察の欄のO情報に実際の室温が書かれていません。表3-4は、アセスメント欄に「感染のリスクが非常に高い」（表3-4-④）「感染防止のために換気が必要だと感じた」（表3-4-⑤）と記録しています。しかし、換気だけでは感染予防の効果は期待できません。それよりも、ベッド周囲の清潔を保つ必要があります。そのため、「お茶、箸、スプーン、歯ブラシ、コップが置いてある」だけではなく、それらが清潔に使えているかどうかの観察・記録も必要です。

表3-6はどうでしょうか。「睡眠：腹部膨満のため眠れず」「排泄：尿→2時間おき」（表3-6-①）とありますが、これでは観察が不十分です。睡眠は、実際に何時間くらい眠れたのか、いつもは何時間くらい眠っているのか。尿は何時に出たのか、というところまで観察しましょう。また、患者が嘔吐すれば、何を、どれくらいの量を、どんな時に吐いたのか。褥瘡があれば「褥瘡がある」で終わらず、大きさ、深さ、皮膚の状態まで観察する必要があります。

表3-7は、食事を援助した患者の観察がよくできています。この患者は糖尿病なので、摂取カロリーや日常の食生活の観察が不可欠です。学生は「病院での食事は『糖高脂3食』という摂取カロリーが1400kcalのものを摂取」（表3-7-①）と摂取カロリーを記録しています。また、「家では自分の食事とは別に、夫の食事をつくっている」「甘い物（果物、和菓子）が好き」「自分自身に負けて、甘い物を食べてしまうことがある」（表3-7-②）と、患者の食生活の観察もできています。

主観的情報が「ご飯は7分目くらい」（表3-7-③）で終わっていますが、それで患者の満足感は得られているのか、という観察も忘れないでください。

第3章◆アセスメントの記録 —情報収集—

表 3-8（p.36）は、患者の食事動作に焦点をあてて細かく観察できています。「座位の体勢にすると自分で食事を摂取することができる」（表 3-8- ①）「食事は大体スプーンを使っている」「患者にとって水筒は重いので、いつもお茶を湯飲みに入れる」「食器の蓋は自分で開けることができる」（表 3-8- ②）という部分です。左上下肢麻痺がある患者なので、食事動作をよく観察できているのですが、できれば食事内容と食生活の習慣も観察しましょう。

表3-6

援助する内容：健康状態の観察

観察 S（主観的）情報、O（客観的）情報	A（アセスメント） 感じたこと。考えたこと。援助の必要性。
O：（午前） 　血圧　122/76mmHg 　体温　36.7℃ 　脈拍　79 回 / 分 　（午後） 　体温　38.0℃ 　体熱感の訴え：有 　四肢冷感：下肢のみ 　食欲：朝食、昼食ともに一切摂取せず。 　睡眠：腹部膨満のため、眠れず。 　排泄：尿→2 時間おき　　　　　　① 　　　　便→出ていない 　倦怠感：有 　腹痛：膨満感以外に骨盤底腔内に入っている部位 　　　　に眠れないほどの痛みあり。 　血糖値：278mg/dL	・血圧・体温・脈拍ともに正常である。しかし、明け方に 38.9℃の発熱があり解熱薬スルピリン 1 A を筋注している。そのため、午前中の体温は平熱に落ち着いているが、薬が切れ、午後には予想どおり 38.0℃まで上昇。再びスルピリン 1 A を筋注し、しばらくすると「だいぶましになった」と言い、起き上がれるようになる。骨盤底腔内に入ったドレーンの抜去に伴い疼痛緩和したことも、苦痛の軽減の要因になる。

表3-7

援助する内容：食事　　援助目的：患者様の入院前の食生活を知り、食事療法についてともに考える

観察 S（主観的）情報、O（客観的）情報	A（アセスメント） 感じたこと。考えたこと。援助の必要性。
S：「牛肉は食べないで、豚肉や鳥肉を食べるようにしてたよ。ご飯は 7 分目くらい」③ O：・病院での食事は「糖高脂 3 食」という摂取カロリーが 1400kcal のものを摂取。　　　　　　　　① 　・糖尿病で教育入院をされていたときに 18 単位、1400kcal を 1 日に摂取するように医師から指示を受けており、外泊の際など、献立を立てていた。 　・グリクラジドという血糖降下薬を服用。 　・家では、自分の食事とは別に、夫の食事をつくっている。 　・甘い物（果物・和菓子）が好き。 　・自分自身に負けて、甘い物を食べてしまうことがある。 　　　　　　　　　　　　　　　　　　　　　　②	・病院にいる間は間食をしないかぎり、糖尿病食が自動的に出てきて問題がない。 ・しかし、糖尿病という病気は、適正な運動療法を毎日実行し、一生涯続けなければならない。 ・患者様の場合、自分で料理をつくられるので、患者様の気分次第でよくも悪くもなりうる。 ・そのため患者様には、糖尿病の正しい知識や、合併症の怖さ、食事・運動・薬物療法の重要性を説明して、きちんと理解してもらい、退院後に役立ててもらう必要がある。

35

表3-8

援助する内容：食事　　援助目的：食事環境を整え、食欲の増進を図る

観察 S（主観的）情報、O（客観的）情報	A（アセスメント） 感じたこと。考えたこと。援助の必要性。
O：座位になることが困難なので、ベッドを上げ、 <u>座位の体勢にすると、自分で食事を摂取す</u> <u>ることができる。</u>① 食事はベッド上で。体 位は長座位である。 ・食事は大体スプーンを使っている。 ・お茶は、水筒にお茶が入っていて、患者 　にとって水筒は重いので、いつもお茶を 　湯飲みに入れる。 ・食器の蓋は自分で開けることができる。② ・魚はおいしくないと言っていた。 ・肉のごはんが出ると、「はぁ」とため息を 　ついた。 S：「ごはんはおいしくない」	・患者はベッドの上で食事をすることになるので、周囲の清 潔を常に保つことが必要になる。とくにベッドの横にはポー タブルトイレがあるので、いつもきれいにしておかなけれ ばいけない。また食事はオーバーテーブルの上に置くので、 オーバーテーブルをきれいにしておく必要がある。また、 テーブルの上に物が多いので、それをどけなければいけな い。 ・患者にごはんを食べる前に、お茶や、箸・スプーン、必要 な物を必ず尋ねていなければ、食事中に患者が困ってはい けないので、食事セッティングが終わると必ず確認する。 ・ごはんに対する意欲があまりないと思った。日頃からごは んはおいしくないと口にしているので、ごはんを食べるこ とは、生活の一つの習慣で、張りがないと思った。食事も 1日の楽しみの一つになっていけたらいいと思った。

患者ができることと、できないことも記録しよう

表 3-9 は、多発性骨髄腫（MM）から形質細胞性白血病を発症して、終末期にある 70 歳の女性患者を受け持った学生の記録です。

患者の日常生活行動を記録する「活動・休息」の項目をみてみましょう。学生は「清潔は BB（ベッド・バス）、HS（ヘアー・シャワー）」（表 3-9- ①）と記録していますが、これでは患者の細かな状態がわかりません。患者は清潔行動において全面介助を必要としているのか、部分介助を必要としているのか、記録する必要があります。

清潔行動にかぎらず、何をするときに障害があるのか、どこまで患者自身でできるのか、ということを記録できていない学生が多いようです。

たとえば、腕はどこまで上がるのか、それによってできることは何か、できないことは何かを観察します。そして、その原因は筋力の低下なのか、拘縮なのかなど、細かいところまで観察して記録しましょう。観察した内容をもとにアセスメントするこ

とで、問題が明確になり、根拠に基づいた看護（EBN）を行うことができるようになります。

また、患者ができている部分も観察しましょう。患者のもっている力を生かすことが達成感につながり、個々の患者に応じた個別的な目標を立てることができます。

感染の起こしやすいところを注意深く観察する

同じく表 3-9 の「防衛」の項目をみてください。患者は白血病によって感染しやすい状態にあるため、この項目には、感染経路になる皮膚粘膜の損傷、症状、清潔状態について記録します。

学生は、患者が感染しやすい状態であることを認識し、「含嗽は物品を用意すれば 1 人で行う（食前後）」（表 3-9- ②）と記録できています。それに加え、含嗽が効果的に行われているのかどうか、ということも記録する必要があります。また、食事の前の手洗いについても観察して記録するとよいでしょう。いくら含嗽を行っていても、汚れた手で食

第3章◆アセスメントの記録 ―情報収集―

表3-9

項目	分析		
	データ分析		解釈と健康逸脱の有無
	Subjective（主観的）	Objective（客観的）	
4 活動・休息	「何もできん……」（何もできない） 「眠てー、寝ちゃいけんの？」（眠たい、寝てはいけませんか） 「全部やってーや」（全部やってもらいたい） 「腰が痛え」（腰が痛い）	清潔はBB、HS① 体位変換は自力でできる。座位、側臥位で1日中ベッド上安静。食事はギャッチ90度で自己摂取。やや不眠傾向ではあるが、夜間はブロチゾラム内服で眠れている。日中も眠っていることが多い。	MMにより骨変化が起こり、腰痛を引き起こしていると考えられる。そのために行動に制限があり、セルフケア不足である。 　また、食事などはセッティングすることで自力摂取できている。ベッド上でできることはできるはずだが、「全部やって」とよく言われる。しかしADLの縮小を避けるために自分でできることはやってもらい、ADLの保持を考える。
5 防衛	「お風呂は好き。（BBは）好き」	BB 1回/2日。 含嗽は物品を用意すれば、1人で行う（食前後）。② 皮膚乾燥あり。 腰背部に皮下出血。 陰部に紫斑。	BBにも積極的であり、含嗽も毎食時に行われている。皮膚の清潔に関してはこのまま続行していく。腰背部、陰部に皮下出血がみられるが、PLTの減少、DIC、形質細胞性白血病の皮膚への浸潤、血管の破壊によると考えられる。しかし、この皮下出血は小さくなっており、経過観察とする。

事をすると、手から菌が侵入してしまうからです。

　そのほか、足の清潔状態など、感染経路を予測した意図的な観察が不足している学生が多いようです。「感染を起こしやすいところは？　汚れやすいところは？」と聞くと、ほとんどの学生は答えることができます。気がついたことを、意図的に注意深く観察することで、潜在的な看護問題が明確になり、予防、良好な状態の維持につながる看護になります。

ポイント 6　患者の言葉はそのまま記録しよう

　Sデータには、患者が実際に話した言葉が欠かせません。とくに、癌患者や精神に障害のある患者は不安が大きいので、重要になってきます。

　患者の言葉を記録する際、方言も含めてそのまま書いている学生と、ある程度整理して標準語に直して書いている学生がいます。どちらかというと、そのまま記録しているほうが患者のイメージをつかみやすいのでよいでしょう。

37

表 3-10 の「健康管理・健康認識」の項目には、患者が服薬を中断したことについて、「何でってな……、別にどうもないしなあ。冬やったから、主人に薬を取りに行ってもらうの悪いと思ったし……」（表 3-10-①）など、患者の言葉をそのまま記録しています。

また、「自己像・自己実現」の項目には、「病院にいてもやることないしなあ。早く家に帰りたいわ。でも身体がこんなんやし、1 人で動けんからなあ」（表 3-10- ②）などと書いています。

このように患者の言葉をそのまま記録していると、読んだだけで、どんな患者なのかよくわかります。

ただし、とりとめもなくダラダラと書かないことが大切です。さまざまな話を聞いても、そのなかから観察項目に関連することだけを記録するようにします。

最初はなかなか難しいかもしれません。まず聞いた話を別の紙にいったん全部書いて、それから不要な箇所を削っていくようにすると、徐々に慣れていくのではないでしょうか。

表 3-10

枠組み	主観的（S）・客観的（O）データ	解釈・逸脱の判断
健康管理・健康認識	S） （服薬を中断したことについて） ・何でってな……別にどうもないしなあ。冬やったから、主人に薬を取りに行ってもらうのも悪いと思ったし。 ・どこも痛いことないしな。すぐ青くなるけど、何ともあらへん。厄介な病気やわ。 ・検査だけやと思って、ここに来たらすぐ入院してって言われて、何も準備せんまま入院した。びっくりしたわ。 ・腰から下がしびれてな……冷たい。むくんでるでしょ。 ・薬は看護師さんが配ってくれるからちゃんと飲んでます。 ・寝てばっかりいたら足腰弱るからな。足の運動でもしましょか。　　　　　　　　　　　①	血小板減少性紫斑病（ITP）は、末梢血の血小板数が 10 万個以下の状態であり、出血しやすい。W 氏は骨髄穿刺の結果、骨髄での血小板生成が減少したことから非常に出血しやすくなっており、そのために紫斑や出血斑が出現しているものと考えられる。 W 氏の発言から、紫斑が主な症状であり、痛みやその他の身体的な苦痛がないことから、自身の病気について理解できず、そのために服薬を中断してしまったと考えられる。 昔は農業をされていたということから、身体を動かすことは大切なことだという思いをもっていらっしゃるようで、入院中もベッドサイドで自ら足踏み運動をされている。これは退院後の生活を考えた行動であると考えられる。しかし、前傾姿勢で小刻み歩行であること、易出血状態であることから、1 人で行わず、看護者と一緒に行うようにしていく必要がある。
自己像・自己実現	S） ・病院にいてもやることないしなあ。 ・早く家に帰りたいわ。 ・でも身体がこんなんやし、1 人で動けんからなあ。 ・外泊楽しかったよ。 ・歩けないから退院はまだやろうな。 ・昔は大きな農家をやってた。機械とかでなくて全部自分達でやっていたから大変やったわ。 ・昼間は明るいし、歩いてトイレに行きたいわ。②	W 氏は若い頃農業をされており、「身体が動く」ことを重要であると考えているようだ。そのため、退院後も歩けるようにと、ベッドサイドでリハビリに取り組んでいたものと考えられる。 また、ITP を理解されていないため、歩けるようになれば退院できると考えているようだ。 また、歩いてトイレに行きたいという発言から、ポータブルでの排泄は音やにおいが気になり、なるべくはトイレまで行って排泄したいという思いや、自尊心をもっていると考えられる。 これらのような W 氏の思いを受け止めながら、出血やけががないように一緒にリハビリに取り組んだり、トイレ誘導を行い、W 氏の自尊心を尊重した態度で接していく。

第 **4** 章

アセスメントの記録
―情報の解釈・分析―

はじめの一歩

ステップを踏んで記録しよう

収集した情報をもとに、患者の健康状態を評価し、援助の方向性を示します。次のステップを踏むとわかりやすいでしょう。

①枠組みごとに情報の意味を解釈し、健康状態から逸脱していないかどうかを吟味します。その際、患者の情報と基準になるものを比較する必要があります。血液検査などの検査データは、基準値と比較すると、患者の情報を解釈することができます。それ以外の情報は、病気になる前の生活や状態、発達段階などと比較します。

②健康状態から逸脱しているかどうか判別し、問題を仮定します。
③問題の原因を明らかにします。
④問題を解決するために、援助の方向性を示します。

情報の分析・解釈の欄には、以上のようなステップを踏み、原因、問題、援助の方向性を記録します。文章にすると、「……の原因によって、……の問題が起こっている。したがって、今後……していく必要がある」となります。

ポイント1 原因、問題、看護の方向性を記録しよう

「なぜそうなのか」の理解に病態生理が必要

原因や問題は、①病態生理、②データ、③受け持ち患者の場合はどうなのか、の3点を忘れずに記録することが大切です。

たとえば、「低栄養状態であり、感染しやすいため、感染予防が必要である」というような記録や一般論、あるいはテキストを写すだけでは不十分です。なぜそういう状態になるのかという病態生理の知識をもち、個々の患者の状態が理解できていなければ、必要な援助につながりません。

表4-1は、膵臓癌の疑いと転移性精髄腫瘍と診断され、放射線治療を受けている患者が対象です。病態生理から受け持ち患者の現在の状態、必要な援助までが大変よく記録できています。

まず、「癌が膵臓に増殖してくると、膵臓の健康な細胞は減少し……体重減少などの症状を引き起こしやすくなると考えられる」（表4-1-①）と病態生理に基づいて体重減少の原因を述べています。

次に、「Tさんの場合もBMI＝18.2とやせ気味であり、入院前から3kgの体重減少がみられてい

40

表4-1

枠組み	主観的（S）・客観的（O）データ	解釈・逸脱の判断
栄養・代謝	O) 腫瘍マーカー 		8/2	9/5	9/11
---	---	---	---
CEA	—	—	7.0
CA19-9	3193	—	10625
CA125		107	| O) ERCP 所見 　膵頭部から膵体移行部にかけて途絶を認める S) 152cm、42kg（入院前より−3kg） S) 食事：3回/日 O) 食事摂取量（膵臓食米飯、6/18昼食より膵臓食全粥に変更） |	主　食	副　食
9/14	5：7：9	10：5：6
9/15	8：10：10	8：10：10
9/16	10：10：5	10：10：5
9/17	5：5：3	5：3：3
9/18	1：2：	1：2： | S)「吐き気がひどいから何も口にしたくないんです。体力をつけるために食べなきゃいけないんだけど、今は食べれそうにないわ」 O) 検査データ |	9/5	9/11	9/18
---	---	---	---
AST	44	34	31
ALT	22	14	16
LDH	190	189	174
ALP	174	172	—
γ-GTP	62	59	55
TP	7.1	7.6	7.5
ALB	3.9	—	4.1
T-Bil	0.73	0.70	0.72
AMY	259	—	135
CRP	0.32	0.60	1.09		癌が膵臓に増殖してくると、膵臓の健康な細胞は減少し、膵臓の外分泌機能、内分泌機能は障害される。外分泌は3大栄養素の消化酵素を含む膵液を分泌していることから消化・吸収機能において重要な役割を果たしている。しかし、膵液の産生が障害され分泌量が減少し、腫瘤による膵管閉塞からくる分泌障害も重なり、タンパク質や脂肪などの栄養が消化されにくくなる。そのため、消化障害が起こり、これが吸収障害にもつながり、体重減少などの症状を引き起こしやすくなると考えられる。① 　Tさんの場合もBMI＝18.2とやせ気味であり、入院前から3kgの体重減少がみられているが、このことが原因であると考えられる。② また、膵頭部に癌を生じた場合、十二指腸へ圧迫・浸潤し、十二指腸内腔が狭くなって食物の通過障害を起こす。そのため、食欲不振や悪心・嘔吐といった症状が出現しやすい。③ しかし、Tさんの場合は放射線治療開始後に悪心・嘔気・嘔吐が出現しているため、放射線宿酔による消化器症状である可能性が大きいと思われる。④ 　現在、悪心・嘔気・嘔吐が増強し、食事摂取量の低下が著明である。入院患者における65歳女性のエネルギー所要量は1500kcalであるが、Tさんの場合、膵臓食米飯・全粥であり、総カロリー1500～1600kcalの低タンパクや低脂肪食をほぼ摂取できておらず、必要エネルギーの確保ができていないため、IVHの挿入が予定されている。今のところTP・ALB・T-Bilは正常値を示しており検査データ上、栄養状態に問題はないが、⑤ 今後もデータの観察を行い、栄養状態を把握していく。⑥ 　膵管上皮に癌が増殖してくると、腫瘤により膵管内腔は狭窄または閉塞が起こり、膵液が排出されなくなる。分泌されない膵液からは、膵酵素が血中に逸脱するために、AMYが上昇していると考えられる。 　その他のデータについては基準値内であり、とくに問題はないと考えられる。

るが、このことが原因であると考えられる」（表4-1-②）と、患者の状態を記録しています。

　悪心・嘔気・嘔吐の症状についても、「膵頭部に癌を生じた場合、……食欲不振や悪心・嘔吐といった症状が出現しやすい」（表4-1-③）と病態生理を記載したうえで、「Tさんの場合は放射線治療開始後に悪心・嘔気・嘔吐が出現しているため、放射線宿酔による消化器症状である可能性が大きいと思われる」（表4-1-④）と書いています。

　さらに、現在の患者の状態を「現在、悪心・嘔気・嘔吐が増強し、食事摂取量の低下が著明である。……検査データ上、栄養状態に問題はないが」（表4-1-⑤）と記録し、「今後もデータの観察を行い、栄養状態を把握していく」（表4-1-⑥）と、必要な

援助を導き出しています。このように、病態生理から患者さんの日常生活における問題点をみつけ、援助につなげるように心がけましょう。

狭心症の病態も記録して看護目標へつなげる

表4-2は、多発性骨髄腫から形質細胞性白血病を発症し、終末期にある患者が対象です。「呼吸・循環・体温調節」項目の解釈をみてみましょう。

「原因」に当たるのは、「骨髄腫細胞の増加により、本来ならば正常に機能するはずの正常造血機能が障害されており、血球数が減少している」(表4-2-①)という部分です。

「そのため、RBC（赤血球数）、Hgb（ヘモグロビン数）の低下がみられ、貧血状態である。また、このために心臓が十分な血液量を循環させようと脈拍が増加しているのではないかと考えられる」(表4-2-②)、「狭心症の既往があり、現在もニトログリセリンを貼用しているので、極力心負荷をかけないことが望ましい」(表4-2-③) という部分がアセスメントに当たります。表4-2-①、②はよく

表4-2

項目	分析		
	データ分析		解釈と健康逸脱の有無
	Subjective（主観的）	Objective（客観的）	
1 呼吸・循環・体温調節	「しんでーわー」（しんどい） 「えれー」（苦しい） 「ドクドクするのが（脈拍が）私ははえーんじゃ」（私は速いんです）	・多発性骨髄腫（MM）→形質細胞性白血病 ・DIC ・狭心症、心不全 ※ H28.1月 AMI、狭心症 ・血液データ（略） ・輸血（略） ・バイタルサイン 9/3 T 36.7℃ P 117（98）回/分 R 22回/分 BP 134/54mmHg SpO₂ 96% 9/4 T 36.0℃ P 98回/分 R 20回/分 BP 132/56mmHg SpO₂ 98% ・治療（略） ・食事前後に含嗽 ・傾眠傾向、足背に浮腫	末梢血に骨髄腫細胞が20%以上みられているため、MMから形質細胞性白血病に発展している。 骨髄腫細胞の増加により、本来ならば正常に機能するはずの正常造血機能が障害されており、血球数が減少している。 ① そのため、RBC、Hgbの低下がみられ、貧血状態である。また、このために心臓が十分な血液量を循環させようと脈拍が増加しているのではないかと考えられる。 ② 狭心症の既往があり、現在もニトログリセリンを貼用しているので、極力心負荷をかけないことが望ましい。 ③ WBCの増加がみられるが、これは白血病細胞の増殖によるものである。すなわち、正常WBCは減少しているため、易感染状態であると考えられる。また、MMにより、異常形質細胞が増殖し、免疫グロブリンも機能を障害されていると考えられる。かなり感染しやすい状態である。デキサメタゾンも使用しているため、とくに注意力が必要と思われる。現在、含嗽は行われているので、上気道感染よりも尿路感染などに注意していくべきと考えられる。 ④ （略）

$T_{36.7}$ の表記は表中に $36.7℃$ と記載

第4章 ◆ アセスメントの記録 —情報の解釈・分析—

表4-3

項目	分析		
	データ分析		解釈と健康逸脱の有無
	Subjective（主観的）	Objective（客観的）	
3 排泄		尿量 便：黒色便（タール便） カマグ使用　1〜2回/日 バルーンカテーテル留置。 オムツ使用。 尿漏れあり。	バルーンカテーテルを挿入しており、異物の体内への挿入は感染の危険性を高くするので、注意が必要である。① 尿漏れが見られるが、排便しようと怒責した時に漏れているものと考えられる。陰部洗浄などで清潔に努める。体動量の低下、食事摂取量の低下により、腸蠕動も低下し、便秘傾向にあると考えられる。しかし本人も納得してカマグを使い、排便が見られている。怒責による出血には注意していく。

書けていますが、脈拍数の具体的な数値も記録しましょう。

また、ここでは狭心症の病態を記録する必要があります。まず、狭心症の既往による心機能状態と、貧血状態が加わることで、どのように心負荷がかかるのか、そしてニトログリセリンを貼用することでどのような効果があるのかを踏まえましょう。そのうえで、現在の心機能の問題を記録するのです。そこから、「極力心負荷をかけないことが望ましい」という看護の方向性が表現できるといいでしょう。

したがって、「問題」は「貧血状態」と「心機能低下」になり、そこから目標へとつながっていきます。

ただ、尿路感染に注意する根拠の記録が不足しています。学生は、「排泄」項目の解釈の欄に、「バルーンカテーテルを挿入しており、異物の体内への挿入は感染の危険性を高くするので、注意が必要である」（表4-3-①）と記載し、尿路感染に注意が必要な根拠が理解できています。しかし、表4-2には記録がありません。

「排泄」の項目に記録しているからわかるだろう、と考えたのかもしれませんが、この欄にも根拠を書くと、関連性の理解が深くなります。解釈が行き詰まったときは、関連要因図を書きながら理解を進めるといいでしょう。

尿路感染に注意が必要な根拠は？

次にある「WBC（白血球数）の増加がみられるが、これは白血病細胞の増殖によるものである。……現在、含嗽は行われているので、上気道感染よりも尿路感染などに注意していくべきと考えられる」（表4-2-④）という部分も、よく書けています。「白血病細胞の増殖によって正常WBCが減少している」「異常形質細胞の増殖によって免疫グロブリン機能が障害されている」という原因から、「易感染状態」であるという問題が導かれています。

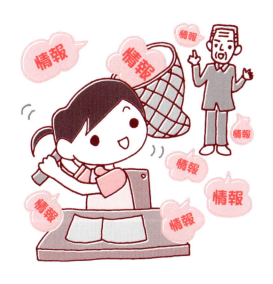

ポイント 2 「なぜ看護問題なのか」を書こう

記録するときに必ず押さえたい4つの視点

看護過程は、情報の収集、アセスメント、看護診断（看護問題の明確化）、計画の立案という段階を踏んでいきます。1～2年生は、順番に一つひとつの段階を確実に押さえていくことが大切です。3年生くらいになるとレベルアップし、情報を整理しているうちに漠然とした問題をつかめるようになってきます。そのため、看護問題を抽出してからアセスメントを行っています。

その場合も、基本的な考え方は同じです。一つひとつの事実や現象が何を意味しているのか、という情報の意味づけをし、なぜそのような現象が生じたのかを明らかにします。そして、情報から得られる結論を導き出します。つまり、看護上の問題を抽出していき、問題に対する解決の方向性を明らかにしていくのです。

このようなアセスメントの意味がわかっていても、記録するのは難しいようです。アセスメントは、看護問題にした根拠を明確にするために記録するのだと考え、次の4つの視点を必ず記載するようにすると、うまく書けるようになると思います。

1つ目は、「病態」です。一般的な病態に加えて、受け持ち患者の場合はどうなのかを書きましょう。たとえば、看護問題に高血圧があがっているとすると、「正常な血圧状態とは」「高血圧のリスクとは」などについて述べ、「この患者の場合は、塩分の取りすぎ、肥満であることに加え、親類縁者に高血圧が多いことから遺伝的素因も考えられる」という具合に記録します。

2つ目は、「問題の程度を表すデータ」です。高血圧がどの程度の問題なのか、データを解釈して書きます。患者の最高血圧が170～180mmHgだとすれば、標準値と比べてどうなのか、日内変動があるかどうか、また高血圧によって頭痛などの症状が現れているのかどうか、などです。

3つ目は、「予測される問題や障害」です。「高血圧状態をそのまま放置すれば、脳出血を起こし、身体機能の障害、ひいては生命の危機も考えられる」というように、起こりうる問題や障害について明確にします。

4つ目は、「看護の方向性」です。細かいケアの方法まで書く必要はなく、こういう方向で働きかけるという程度で十分です。高血圧なら、「食事・運動指導を行い、退院後も継続できるように働きかける」といった内容でかまいません。

アセスメントを記録するときは、これらの4つの視点を忘れずに記載してください。

アセスメントは、看護計画とケアの実施の基になる

表 4-4 は、4つの視点を押さえ、大変よく書けています。

患者は、胆管細胞癌と低分化型細胞癌によって肝右葉切除術、尾状葉切除術、胆道再建術を受けました。その後、残肝に胆汁嚢胞が発見されたため、PTCD（経皮経胆道ドレナージ）を行い、ドレナージチューブが留置されています。

学生は看護問題を「PTCDチューブ留置およびその閉塞による胆汁うっ滞に伴う感染に関連した敗血症／腹膜炎に伴う生命の危機」としています。

この記録のどの部分が、先の4つの視点に当たる

第4章 ◆ アセスメントの記録 ―情報の解釈・分析―

表4-4
アセスメント（♯PTCDチューブ留置およびその閉塞による胆汁うっ滞に伴う感染に関連した敗血症／腹膜炎に伴う生命の危機）

月　日	情　報	分析・解釈・統合
●月▲日	※内容は略。患者の状態の概要は本文を参照してください。	侵襲的処置の増加に伴い感染のリスクにさらされている。また微生物が耐性を獲得してきている。感染経路も経路の遮断も人（医療者、患者など）の行動が大きく影響する。 　感染成立の因子は感染源、感受性宿主、感染経路の3つの存在である。 　感染源も感受性宿主も抹消することは不可能であり、感染経路を遮断することが感染対策の基本である。感染経路は微生物の特徴によって異なる。　① 　PTCDチューブを留置しており、腹壁に外瘻孔があり、排液パックまでルートで接続している。しかし、このチューブが閉塞することがあり、そのときには、胆汁がうっ滞するとともに、溢れ出した胆汁が、外瘻孔のチューブ外から染み出してきて、周辺皮膚に炎症をもたらす。③　また、その胆汁には多剤耐性菌が発見されている。検査データからみても、肝臓において組織損傷および出血が起こっていることがうかがえる。② 　痔があり、そこからの感染も考えられる。 　経皮経管ルート（PTCD　経皮経肝胆道ドレナージ）において、刺入部皮膚の汚染【不十分な消毒・汚染した医療従業者の手・刺入部の湿潤・進出液の貯留】が放置されたり、接続部がルート交換時などに汚染されたり、パック内の外気に触れた胆汁が逆流したりすると、瘻孔部の感染や胆道内感染などの感染症を引き起こす。また、ルート管理不十分では、出血、カテーテルの逸脱、胆汁性腹膜炎、気胸、多臓器損傷を引き起こす可能性がある。それにより、発熱、全身倦怠感、食欲不良にともなうベッド上安静、そして、褥瘡やADL低下の出現。それによる退院の延期。重篤な感染症に至れば、命も落としかねない。　④ 　感染対策の実施者である看護師として、まず、刺入部の消毒・観察を行う。消毒はイソジンで、1～2日に1回。ガーゼ交換は少なくとも2日ごと、透明フィルムドレッシング材なら7日ごとに行う。また、煩雑なチューブ管理や消毒の方法の指導を行い、入浴方法もガードシャワーの方法を指導する。 　そして日々の検温時には体温、脈拍、血圧に注意し、体温の上昇に留意し、また刺入部の観察と腹壁の弾力を確かめ、チューブ外への胆汁の漏れや、出血、膿腫などないかどうか触知する。 　また検査データに着目し、WBC、CRP、γ－GTP、ALP、BUN、Hb/Htの値の変化からも感染や肝臓、胆管における変化をうかがい、それをもとに観察を行う。また、現在54kgくらいで安定しているが体重の変化や、便の色、性状が白っぽくならないか、血が混じっていないかなどに注意をはらう必要がある。　⑤

のかをみてみましょう。

　冒頭の「侵襲的処置の増加に伴い感染のリスクにさらされている。……感染経路は微生物の特徴によって異なる」（表4-4-①）という部分は、項目1つ目の「病態」に当たります。「侵襲的処置の増

加に伴い感染のリスクにさらされている。また微生物が耐性を獲得してきている」と、患者の病態も書いていますね。

　「問題の程度を表すデータ」が記載されているのは、「胆汁には多剤耐性菌が発見されている。検査

45

データからみても、肝臓において組織損傷および出血が起こっていることがうかがえる」(表 4-4-②)という部分です。情報収集によって得た、CRP（C反応性蛋白）、γ-GTP（γ-グルタミルトランスペプチターゼ）、ALP（アルカリ性フォスファターゼ）、BUN（血清尿窒素）などの検査データをきちんと解釈しています。

また、「このチューブが閉塞することがあり……周辺皮膚に炎症をもたらす」「経皮経管ルート（PTCD 経皮経肝胆道ドレナージ）において、刺入部皮膚の汚染……重篤な感染症に至れば、命も落としかねない」という部分は、「予測される問題」です（表 4-4-③、④）。

最後の「感染対策の実施者である看護師として、まず、刺入部の消毒・観察を行う。……血が混じっていないかなどに注意をはらう必要がある」という部分は、「看護の方向性」に当たります（表 4-4-⑤）。よく記録できていますが、強いて言えば、刺入部の消毒やガーゼ交換の詳細は、ここには書かなくてもかまいません。

アセスメントに基づいて看護計画を立て、そしてケアを実施していきます。そのため、きちんとアセスメントすることが大変重要です。一つひとつの情報を解釈・分析し、4つの視点を押さえて記録してみましょう。

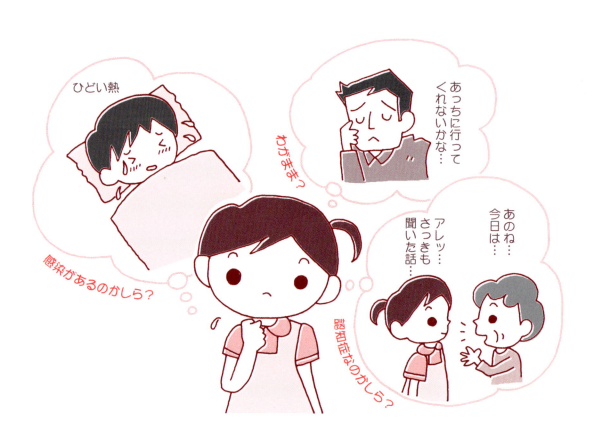

第4章 ◆ アセスメントの記録 —情報の解釈・分析—

ポイント3 主観的な思いこみで解釈しない

　観察データからの解釈は、客観的に行うことが大切です。学生は、「物忘れが多い」「何度も同じことを聞いてくる」というOデータから「認知症である」と解釈したり、患者が言った「あっちに行け」というSデータから「わがままである」と解釈することがあります。

　しかし、このような解釈は、学生が勝手に思い込んでいる主観的な解釈です。「あっちに行け」と言われたら、なぜそう言われたのかを解釈しなければ

なりません。主観的に解釈すると、患者さんを間違ってとらえてしまい、適切な援助に結びつきません。

　表4-5の「健康管理・健康認識」の項目は、客観的に解釈できています。「昔は農業をされていたということから、身体を動かすことは大切なことだという思いをもっているようで、……看護者と一緒に行うようにしていく必要がある」という部分です（表4-5-①）。転倒の危険性をとらえている点もいいです。

表4-5

枠組み	主観的（S）・客観的（O）データ	解釈・逸脱の判断
健康管理・健康認識	S） （服薬を中断したことについて） ・何でってな……別にどうもないしなあ。冬やったから、主人に薬を取りに行ってもらうのも悪いと思ったし。 ・どこも痛いことないしな。すぐ青くなるけど、何ともあらへん。厄介な病気やわ。 ・検査だけやと思って、ここに来たらすぐ入院してって言われて、何も準備せんまま入院した。びっくりしたわ。 ・腰から下がしびれてな……冷たい。むくんでるでしょ。 ・薬は看護師さんが配ってくれるからちゃんと飲んでます。 ・寝てばっかりいたら足腰弱るからな。足の運動でもしましょか。	血小板減少性紫斑病（ITP）は、末梢血の血小板数が10万個以下の状態であり、出血しやすい。W氏は骨髄穿刺の結果、骨髄での血小板生成が減少したことから非常に出血しやすくなっており、そのために紫斑や出血斑が出現しているものと考えられる。 　W氏の発言から、紫斑が主な症状であり、痛みやその他の身体的な苦痛がないことから、自身の病気について理解できず、そのために服薬を中断してしまったと考えられる。 昔は農業をされていたということから、身体を動かすことは大切なことだという思いをもっているようで、入院中もベッドサイドで自ら足踏み運動をされている。これは退院後の生活を考えた行動であると考えられる。しかし、前傾姿勢で小刻み歩行であること、易出血状態であることから、1人で行わず、看護者と一緒に行うようにしていく必要がある。　　　　　①

47

コラム

病棟でよく耳にする用語①

用語	意味	用語	意味
アーテリー	動脈のこと（artery）	エコー	超音波診断。反射法とドプラー法がある
アイシーピー	頭蓋内圧〔表記〕ICP	エスティー	言語療法、言語聴覚士〔表記〕ST
アイシーユー	集中治療室。〔表記〕ICU	エスビーチューブ	ゼングスターケン・ブレイクモア管。食道静脈瘤出血の止血に用いる〔表記〕SB tube
アイテル	膿〔eiter（独）、のう〕、うみのこと	エックスピー	X線写真〔表記〕X-P
アイブイ	静脈注射。静脈内に薬液を注入〔表記〕IV	エデマ	浮腫、むくみ（edema）
アウトカム	成果、到達目標（outcome）	エヌアイシーユー	新生児集中治療室〔表記〕NICU
アオルタ	大動脈のこと（aorta）	エヌエスティー	栄養サポートチーム〔表記〕NST
アストマ	喘息（asthma）	エピ	てんかん（epilepsy）
アセスメント	評価、看護上の問題、査定（assessment）	エピドラ	硬膜外麻酔（epidural anesthesia）
アタック	発作のこと〔表記〕attak	エマジコール	緊急呼び出し（emergency call）
アッペ	虫垂炎〔appendecitis（独）〕〔表記〕appe	エムアールエスエー	メチシリン耐性黄色ブドウ球菌〔表記〕MRSA
アドボケイト	患者の権利の擁護者（advocate）	エルビーダブリュー	低出生体重児（2,500g未満）〔表記〕LBW
アナムネ	既往歴、病歴聴取〔anamunese（独）〕	エルブレ	嘔吐〔erbrechen（独）〕
アルス、エーエルエス	医療器具を用いて行う2次救命処置〔表記〕ALS	エンゼルケア	死後の処置
アルめん	アルコール綿〔表記〕アル綿	エント	退院のこと〔entlassenn（独）〕
アレスト	心停止（arrest）	オーティ	作業療法、作業療法士〔表記〕OT
アンギオ	血管造影法（angiography）	オーバーテーブル	ベッドの上で使う机
アンビュー	手動で送気し、人工換気を行う器具。アンビュー・バッグ	オペ前	術前のこと
アンプ	四肢の切断（amputation）。アンプタ	オペ出し	手術室への移送
アンプルカット	アンプルをカットして、注射器で中の薬液を吸い出すこと	オンコール	呼び出し、待機状態
イーアール	救急外来〔表記〕ER	カーデックス	患者情報や治療計画、看護計画などを記入したカード
イーイージー	脳派〔表記〕EEG	カート	手押し運搬車
イーシージー	心電図（electrocardiogram）〔表記〕ECG	カイザー	カイザーセクション。帝王切開
イソだま	イソジン綿球〔表記〕イソ球	カテーテル	排液、または注入に使う管
イブニングケア	就寝前に行われる看護ケア	カルチ	がん、悪性腫瘍（carcinoma）〔表記〕Ca
イリゲーション	洗浄（irrigation）	きせつ	気管切開〔表記〕気切
イレウス	腸閉塞（ileus）	キャリア	保菌者（carrier）
インアウト	水分出納〔表記〕in-out	きゅうがい	救急外来〔表記〕救外
インシデント	付随的出来事、事故につながる可能性のあった出来事、ヒヤリ・ハット	きょくま	局所麻酔〔表記〕局麻
いんせん	陰部洗浄〔表記〕陰洗	きんしょく	食事禁止〔表記〕禁食
ウィーニング	（人工呼吸器からの）離脱	クール	治療単位。コースともいう
エーイーディー	自動対外除再動器〔表記〕AED	クベース	保育器〔couveuse（仏）〕
エーカーゲー	心電図。EKGのドイツ語読み	ケッテル	滅菌ガーゼなどを入れる金属製の丸い蓋付容器。カストともいう
エーディーエル	日常生活動作〔表記〕ADL	コーマ	昏睡（coma）

第 **5** 章

看護診断
（問題の明確化）
の記録

はじめの一歩
原因と問題を明らかにする看護診断

アセスメントの次は、看護診断です。枠組みごとにアセスメントすると、いくつもの問題点が抽出できるでしょう。それらの問題点を統合し、看護診断を行います。

看護診断とは、医師がさまざまな検査をして疾患の診断を下すのと同じように、看護師が患者の情報をアセスメントして判断した看護問題と、その関連因子（原因）を明確に示したものです。看護診断は、1970年代にアメリカで生まれました。それまでも、情報をアセスメントして看護問題を抽出するということは行われていました。しかし、看護問題を表現する共通の言葉がなかったため、同じ問題でも看護師によって表現方法が異なり、不都合が生じていました。

そこで、問題を共有するために、共通言語（看護診断ラベル）を開発しようと、1973年に北米看護診断分類会議〔後に旧北米看護診断協会（North American Nursing Diagnosis Association：NANDA）に改組、2002年からはNANDAインターナショナルに名称変更〕が提案したのが始まりです。

記述の仕方は、関連因子と看護問題を「～による」「～に関連した」「～に伴う」という語句でつなぎます。看護問題の抽出には、共通言語である「看護診断ラベル」が一般的に使われています。

学校によっては、「看護診断」とよばず、「看護問題」「問題の明確化」というところもあります。その場合も、関連因子と問題を「～に関連した」という語句でつないで表現しています。また、看護診断ラベルを使わず、学生の言葉で表現させている学校もあります。いずれにしても重要なことは、十分アセスメントし、原因と問題を明らかにすることです。

ポイント 1 看護診断までの整理の方法を覚えよう

情報をアセスメントした後、次の①から⑤の順序に看護診断を行うと、わかりやすいでしょう。

①枠組みごとに問題を抽出し、その原因を明らかにします。

突発性再生不良性貧血の患者を対象にした学生の記録（表5-1）を参照してください。「呼吸・循環・体温調節」項目、「排泄」項目、「活動・休息」項目などについて、6つの問題特性が抽出され、いくつ

もの原因が示されています。

②全体を見渡し、関連するものを線で結びます。

たとえば、表5-1の「健康認識・健康管理」の項目で抽出した「不安」は、「感覚・知覚」の項目で抽出した「頭痛」の原因の1つであり、「頭痛」は「活動・休息」の項目で抽出した「不眠」の原因の1つになっています。

問題を抽出した後は、その原因や、問題に影響を

50

第 5 章 ◆ 看護診断（問題の明確化）の記録

表 5 - 1

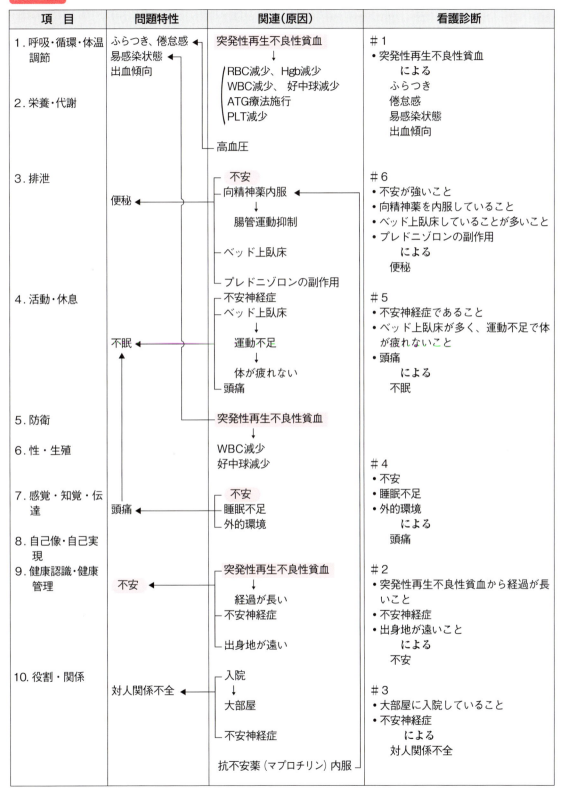

及ぼしている要因、危険因子の絡み合いを整理する必要があります。また、抽出した情報を整理しながら、主要因や副要因が何かを考えます。

③看護診断は、**身体的問題、精神的問題、社会的問題、霊的問題**——の4つに分類します。

表 5-1 では、身体的問題が「ふらつき、倦怠感、易感染状態、出血傾向」「便秘」「不眠」「頭痛」、精神的問題が「不安」、社会的問題が「対人関係不全」になります。

④「～による」「～に伴う」「～に関連した」という語句でつないで、**問題とその原因を表現します。**

表 5-1 の「排泄」項目には、「便秘」が問題として抽出され、原因は「不安、向精神薬内服、腸管運動抑制、ベッド上臥床、プレドニゾロンの副作用」になっています。

これを看護診断で表現すると、「不安が強いこと、向精神薬を内服していること、ベッド上臥床していることが多いこと、プレドニゾロンの副作用による

便秘」になります。

⑤**看護診断の優先順位を決めます。**

マズローの「ニード論（欲求階層説）」を使うと、優先順位は以下のようになります。

　①生理的欲求を損なう問題
　②安全と保証の欲求を損なう問題
　③愛情と所属の欲求を損なう問題
　④自尊心を損なう問題
　⑤自己実現を損なう問題

当校では、優先順位を「＃1」「＃2」というふうに示しています。表 5-1 にある、「＃1　突発性再生不良性貧血によるふらつき、倦怠感、易感染状態、出血傾向」は、生理的欲求のなかでもとくに生命に危険を及ぼすものなので、優先順位が1番の看護診断になります。

①から⑤の順に沿って、関連要因図などを活用しながら、看護診断までの情報を整理していきます。

ポイント 2 わかりやすく、具体的に記述しよう

看護診断は、「（原因）～による（問題）」と記述します。NANDA などの看護診断ラベルを使うと、学生はそれに当てはめようとするので、自分の言葉で書かせています。

問題を言葉に表すときは、できるだけ内容がわかるように具体的に表現しましょう。たとえば、「安楽障害」という表現では、その内容がわかりません。「慢性疼痛」「癌性疼痛」と書くと、どのような「安楽障害」なのかがわかります。

原因が複数ある場合は、改行して箇条書きにしましょう。先ほどの「便秘」という問題を例にあげると、次のような記述の仕方になります。

・不安が強いこと
・向精神薬を内服していること
・ベッド上臥床していることが多いこと
・プレドニゾロンの副作用
　　　による
　　便秘

複数ある原因を無理に語句でつなげようとすると、わかりにくくなってしまいます。このように改行して箇条書きにすると、わかりやすいでしょう。

第 **6** 章

看護計画の記録

はじめの一歩

看護計画に必要な3つの要素

看護計画を立案する前に、看護診断（看護上の問題）ごとに目標（期待される結果）を設定します。そして、目標を達成するための具体的な看護計画を立案します。目標を設定するのは、実際に実施した援助が、効果的だったかどうか評価するためです。

看護計画には、①観察計画（observational plan：OP）、②援助計画（treatment plan：TP）、③教育計画（education plan：EP）、の3要素があり、これらを含めて計画を立案します。

OPはチェックすべき観察項目、TPは患者に行う援助内容、EPは患者や家族に対する指導・教育内容を記載します。3要素を含むことで、より綿密な計画になり、評価もしやすくなります。

ポイント1 目標を立てるときの6つの注意点

目標は、次の6つの点に注意して、いつまでに患者がどんな状態になればよいのかを記述しましょう。

①主語が患者であること。

②文章のなかに2つの行動を入れないこと。

行動が2つになると、目標が達成できたかどうか、後から評価しにくくなります。

③観察、測定が可能であること。

観察や測定によって、客観的に評価できなければなりません。

④期限が定められていること。

「退院までに」「術後1週間」というように、具体的な期限を記述します。

⑤患者と一緒に考えること。

学生が一方的に目標を立てるのではなく、患者自身はどうなりたいと考えているのかも重要です。

⑥現実的であること。

たとえば、「退院までに50メートル歩行できるようになる」という目標を立てたとして、それは受け持ち患者にとって無理のない目標なのかどうか考えてみましょう。現実的な目標を立てるためには、患者の状態をよく理解しておく必要があります。

第6章 ◆ 看護計画の記録

ポイント 2 評価基準をつくってわかりやすくしよう

看護目標を立てる際に、目標を達成させるための評価基準をつくると観察項目がわかりやすくなり、観察計画も書きやすくなります。また、目標に沿ったケアを実施することができます。

表6-1は、僧帽弁・三尖弁弁輪形成術を受けた患者の看護計画です。患者は不整脈が認められるため、一時的にペースメーカーを挿入しています。

学生は問題点として「弁輪形成術後であること、不整脈が認められるため循環動態が不安定であること、術後無気肺を起こしていること、78歳と高齢であることによる心肺機能の低下に関連した活動耐性の低下」をあげ（表6-1-①）、「退院までに、労作時、循環・呼吸状態に異常をきたすことなくADLの拡大が図れる」という目標を立てています（表6-1-②）。

この目標を達成するための評価基準が、「①労作時、動悸、息切れ、眩暈、胸部不快感などの症状がみられない、②労作後、バイタルサインの変動がみられない、③労作後、SaO₂値が98～100%を維持できる、④労作時、呼吸苦がみられない」という項目です（表6-1-③）。

もう1つ、別の看護目標と評価基準では、「ペースメーカー抜去後1週間、循環器系合併症（低拍出量症候群、心不全、血栓、ペースメーカー症候群）を起こさない」という看護目標を立て（表6-2-①）、評価基準を「①バイタルサインが正常値である（BP＝110～140/60～80mmHg、P＝60～80回/分、T＝36.0～37.0℃）、②尿量は1mL/kg/時以上である（M氏は68mL/時）、③不整脈による動悸、胸部不快感、眩暈などの症状がみられない」としています（表6-2-②）。

表6-1

看護目標	問題点＃4	問題とする理由
退院までに、労作時、循環・呼吸状態に異常をきたすことなくADLの拡大が図れる ②	弁輪形成術後であること、不整脈が認められるため循環動態が不安定であること、術後無気肺を起こしていること、78歳と高齢であることによる心肺機能の低下に関連した活動耐性の低下 ①	M氏は僧帽弁、三尖弁弁輪形成術の術後であり、不整脈もあることから、一時的ペーシングを行っている。よって術前とは循環動態が異なっていると言える。また、術後無気肺を起こしたことによって呼吸機能も低下している。よって、体動が増えることで、心肺機能に負担がかかることになり、異常症状が現れ活動耐性が低下することも考えられる。
（評価基準） ①労作時、動悸、息切れ、眩暈、胸部不快感などの症状がみられない ②労作後、バイタルサインの変動がみられない ③労作後、SaO₂値が98～100%を維持できる ④労作時、呼吸苦がみられない　③		実際には体交時、SaO₂値の低下やBPの低下がみられることもあり、今後は心肺機能の回復を図り、異常を起こすことなく日常の行動範囲を徐々に拡大していくことが望ましい。

55

表6-2

看護目標	問題点＃2	問題とする理由	計画
ペースメーカー抜去後1週間、循環器系合併症（低拍出量症候群、心不全、血栓、ペースメーカー症候群）を起こさない ①	低体温・体外循環下で心臓の手術後であること、不整脈があること、ペースメーカー挿入−に関連した循環動態の変調	M氏は、MRにより心不全のリスクが高くなったため、手術適応となり、低体温・体外循環下で弁輪形成術を受けた。開胸して心臓そのものに機械的操作が加わっていることで、手術後は一般の外科手術に比べ、循環動態により大きな影響があると言える。また、M氏は不整脈があるため、心不全などの合併症を起こしやすいと考えられる。これは生命の危機に直結することであり、異常の早期発見は重要である。	〈O-P〉 （検温時、訪室時） ☆バイタルサインの測定 　手術後1H→15分ごと 　　　　 2H→30分ごと 　　　　 3H→1時間ごと ・血圧（BP）：平均値は130/85mmHg未満 ※M氏の正常値は110〜140/60〜80mmHg ・随伴症状の有無と程度 （顔面蒼白、悪感、戦りつ、頭痛、目のうるみ、熱感、発汗、口唇皮膚の乾燥、倦怠感、嘔気、嘔吐） ○血圧上昇に伴う随伴症状冠動脈拡張作用、心肺O₂供給増加 （頭痛、眩暈、頭重感、不眠、悪心、嘔吐） BP180mmHg以上→①ニフェジピン1cap内服 ②Dr.call BP90mmHg以下→ Dr.call ○血圧下降に伴う随伴症状 （頭痛、頭重感、欠伸、不眠、四肢冷感） ・体交時など体動時のBPの変動 （急激な低下はみられないか） ・脈拍数（P）：正常値60〜80回/分 （110回/分以上…頻脈 　60回/分以下…徐脈）

〈評価基準〉
①バイタルサインが正常値である（BP＝110〜140/60〜80mmHg、P＝60〜80回/分、T＝36.0〜37.0℃）
②尿量は1mL/kg/時以上である（M氏は68mL/時）
③不整脈による動悸、胸部不快感、眩暈などの症状がみられない ②

ポイント 3 収集した情報を振り返り、具体的な目標を立てよう

　看護診断に対する目標は、当校では、長期目標と短期目標に分けています。短期目標は抽象的にならないように学生に指導しています。

　たとえば、「急性骨髄性白血病に伴う貧血・出血

※M氏の正常値は 60〜80 回/分
・脈のリズム
・性状
・緊張度
・不整脈に伴う症状の有無と程度
　（動悸、胸部不快感、頭痛、息切れ、
　眩暈）

・体温（T）：36.0〜37.0℃

・呼吸数：正常値 15〜20 回/分
※M氏の正常値は 10〜15 回/分
・呼吸の深さ
・リズム
・型
・呼吸音の異常の有無
・喘鳴の有無
・肺雑音の有無、程度、種類、聴取部位
・胸部の非対称性の有無（吸気、呼気時）
・異常呼吸の有無

・チアノーゼの有無、皮膚の色、四肢冷感の有無

・喀痰の有無、痰の症状、量
※さび色の痰は肺うっ血の徴候
・咳嗽の有無、種類
・胸痛の有無
・浮腫の有無　　　　　　　③

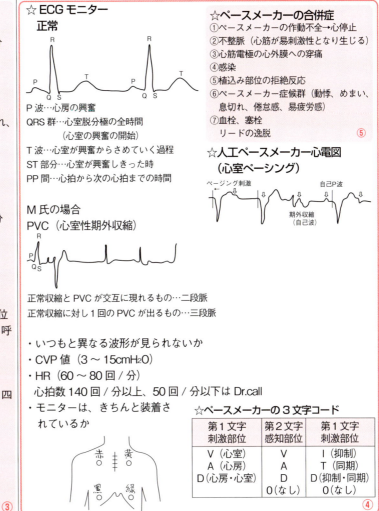

☆ECG モニター
　正常

P 波…心房の興奮
QRS 群…心室脱分極の全時間
　　　　（心室の興奮の開始）
T 波…心室が興奮からさめていく過程
ST 部分…心室が興奮しきった時
PP 間…心拍から次の心拍までの時間

M氏の場合
PVC（心室性期外収縮）

正常収縮と PVC が交互に現れるもの…二段脈
正常収縮に対し 1 回の PVC が出るもの…三段脈

・いつもと異なる波形が見られないか
・CVP 値（3〜15cmH₂O）
・HR（60〜80 回/分）
　心拍数 140 回/分以上、50 回/分以下は Dr.call
・モニターは、きちんと装着されているか

☆ペースメーカーの合併症
①ペースメーカーの作動不全→心停止
②不整脈（心筋が易刺激性となり生じる）
③心筋電極の心外膜への穿痛
④感染
⑤植込み部位の拒絶反応
⑥ペースメーカー症候群（動悸、めまい、
　息切れ、倦怠感、易疲労感）
⑦血栓、塞栓
　リードの逸脱　　　　　　　⑤

☆人工ペースメーカー心電図
　（心室ペーシング）

☆ペースメーカーの 3 文字コード

第1文字 刺激部位	第2文字 感知部位	第1文字 刺激部位
V（心室）	V	I（抑制）
A（心房）	A	T（同期）
D（心房・心室）	D	D（抑制・同期）
	0（なし）	0（なし）

④

傾向」という潜在的な看護診断に対し、「貧血：転倒を起こさず危険を防止できる」「出血：大出血を起こさない」という短期目標になりがちですが、これでは具体性に欠けます。転ばないため、出血を起こさないための予防的な目標が短期目標になります。ですから、「貧血があるため、ふらついたときにしゃがむことができる」「ゆっくり動く」「出血を起こさないための予防行動が言える」「歯磨きをするときは強く磨かない」などど具体的に記録します。

短期目標が抽象的になっている学生が多いのですが、それは看護診断しかみていないからではないでしょうか。看護診断のもとになっている情報を振り返って読むと、具体的な目標を立てることができると思います。

表 6-3 の目標は、具体的に記録できています。看護診断を「MM（多発性骨髄腫）からの腰背部痛、筋力低下、全身倦怠感による更衣／整容セルフケア不足」とし、「BB（ベッド・バス）のとき、上半身

表6-3

看護診断 〈主要因〉〈副要因〉	看護目標	看護計画
♯3 MMからの腰背部痛、筋力低下、全身倦怠感による更衣/整容セルフケア不足 〈主要因〉 1. 形質細胞性白血病 〈副要因〉 1. 筋力低下 2. MMからの腰背部痛 3. 全身倦怠感（貧血）	〈長期目標〉 1. ADLを低下させない。できることは自分でする（達成感が得られ、せん妄を悪化させないため）。 〈短期目標〉 1. BBの時、上半身は自分で拭くことができる 2. 寝衣交換時、腰を上げることができる 3. 寝衣交換時、袖に手を通すことができる 4. 寝衣交換時、ボタンを留めることができる 5. BB、HSを楽しみにし、毎日行いたいと思える 　　　　　　　　　　　①	OP 1. 何ができて、何ができないのか 2. 活動意欲の程度 3. 表情、言動の有無 4. 含嗽、清潔ケアの実際 5. 食事動作の内容 6. 可能体位、姿勢 7. ケアへの思い TP 1. 食事はセッティングを行う。食器の蓋が堅くて開けられない場合にだけ手伝う。 2. 含嗽セットを用意する。食前後に行う。 3. BBを行う。 ①患者さんにベッドをギャッチアップしてもらい、座位で行う。 ※腰痛の程度に合わせて考慮する。 ②顔、上半身はできるだけ患者さんに拭いてもらう。 ※清拭するときは、出血傾向があることを考慮し、ゴシゴシとは洗わない。 ※体温低下を避ける。 4. 「何もできん」と言われるときには、できていたことを話し、できないことはないということを感じてもらう。　② EP 1. 患者さんのできないことをお手伝いしますと説明する。

は自分で拭くことができる」「寝衣交換時、腰を上げることができる」「寝衣交換時、袖に手を通すことができる」「寝衣交換時、ボタンを留めることができる」「BB、HS（ヘアー・シャワー）を楽しみにし、毎日行いたいと思える」と具体的な短期目標を立てています（表6-3-①）

この患者は終末期にあるため、病状によっては「いつまでに」という日程や、達成可能な目標が立てにくい場合があります。このときには、「状態がいいときには……する。悪いときには……する」と記録すると、患者の状態に応じた目標になります。

「BB、HSを楽しみにし、毎日行いたいと思える」という目標は、BBを好んでいる患者の思いを尊重しています。計画の4にある「『何もできん』と言われるときには、できていたことを話し、できないことはないということを感じてもらう」（表6-3-②）は、自分でできるという達成感が得られ、その人らしく生きる希望を支えたいという学生の思いが表現できています。

学校によっては、長期目標と短期目標に分けていないところもあるでしょう。いずれにしても、目標はできるだけ具体的に記録するように心がけましょう。そうすると、看護計画が立案しやすくなると思います。

ポイント4 観察計画は整理し、観察の方法も記録しよう

　看護計画は、誰がみてもすぐに行動に移すことができ、なおかつ誰が実施しても同じ行動ができるように、わかりやすく記録することが求められます。なぜなら臨床現場では、患者をチームで看護しているからです。学生も自分が実習で受け持っている時間帯だけではなく、患者の24時間を考えたうえで、わかりやすく記録することを心がけましょう。

　観察計画は、誰がみても観察しやすいように、観察項目を整理して列記していくといいでしょう。

　表6-2-③（p.56ページ）は、僧帽弁、三尖弁弁輪形成術を受けた患者が対象で、「ペースメーカー抜去後1週間、循環器系合併症（低拍出量症候群、心不全、血栓、ペースメーカー症候群）を起こさない」という看護目標に対して立てた観察計画です。

　学生は、バイタルサインの測定、随伴症状の有無と程度、意識レベル、輸液モニターなどの観察項目を記述しています。たくさん項目があがっていますが、いつ、どのように観察するのかも記録しなければなりません。

　さらに、受け持ち患者には、心電図モニターの観察が欠かせません。学生には心電図モニターの観察が難しく、ほとんどの学生は「心電図モニターを観察する」としか記録していません。しかし、それだけでは不十分です。

　表6-2-④では、学生なりに工夫し、観察するために必要なことを記録しています。正常の波形と患者の波形を比較できるように両方記載している点や、正常収縮とPVC（心室性期外収縮）が交互に現れると二段脈、正常収縮に対して1回PVCが現れると三段脈である、と記載している部分です。また、「いつもと違う波形がみられないか」といった観察項目や、ペースメーカーの合併症なども加え（表6-2-⑤）、大変よく記録できています。

　ただ、心電図モニターの観察に関しても、いつ、どのように観察していくのかを記録する必要があります。

　学生には難しいかもしれませんが、観察項目を整理して列記するとともに、観察の仕方も記録するように心がけましょう。

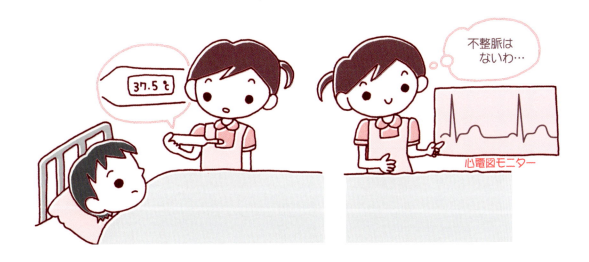

ポイント 5 ひと目でわかるようにイラストを活用しよう

　看護計画の内容によっては、イラストを使うとわかりやすく効果的です。

　表6-4は、表6-1と同じ患者さんが対象です。学生は、全身清拭と陰部洗浄の計画を立て、実施の手順と留意点を記録しています。その際、患者の状態をイラストで描いています（表6-4-①）。

　当時の患者は、ペースメーカーを挿入し、口に酸素マスク、末梢静脈に輸液ルート、さらにバルーンカテーテルなど多くのルートがつながっていました。これらのルートに注意しながら清拭・陰部洗浄を行わなければなりません。そのため、どこに何のルートがつながっているのか、学生はもちろん誰がみてもすぐにわかるようにしておく必要があります。

　このようにイラストで示すと、ひと目でわかります。また、表6-2（p.56）の心電図モニターの観察計画にも、電極の位置をイラストで描いています。これも文章で書くよりわかりやすいと思います。

　表6-5もイラストを効果的に使っています。受け持ち患者は、呼吸困難や全身状態の悪化により安静臥床を余儀なくされています。また、高齢であることから筋力が低下しています。

　そのため学生は、看護目標を「筋力強化訓練が継続的に行え、ADL拡大が図れる」と定め、ケア計画の1つにペットボトルを使った上肢の筋力訓練を取り入れています（表6-5-①）。

　訓練の方法を文章で記録すると、「右手にペットボトルを持って肩の高さまで挙上させ……」とまわりくどくなってしまいます。書くほうも大変ですし、読むほうもわかりにくいものです。ところが、このようにイラストで描くと一目瞭然です。

　教育計画の1つにある下肢の筋力訓練の方法も、イラストにしてあるのでわかりやすくなっています（表6-5-②）。また、キャリー使用時の注意点もイラストによって誰がみてもわかるようになっています（表6-5-③）。

表6-4

計画	手順
〈T-P〉 ・全身清拭＋陰部洗浄 （使用物品） 汚水用バケツ、小ベーセン（50℃の湯）、ウォッシュクロス（白1、黄1）、フェイスタオル1、バスタオル1、シャワーボトル（38～39℃の湯）、石けん、不潔ガーゼ、ゴム手袋、寝衣、T字帯、紙オムツ、新聞紙	1. 必要物品を準備する 2. M氏に説明し、寝衣・T字帯、紙オムツ、バスタオルを準備する 3. 物品を配置する 4. 仰臥位になってもらう 5. 寝衣の右側のひもを外し、バスタオルを広げた下で寝衣を脱がせる 6. 顔を拭く 以下略

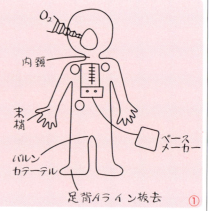
①

表6-5

看護目標（継続）	問題点＃1	問題とする理由
筋力強化訓練が継続的に行え、ADL拡大が図れる （評価基準） 1. リハビリに積極的に参加できる。 2. 排泄時には、歩行器で車いす用トイレへ行ける。 3. 臥位→座位が自力でできる。 4. 労作時の呼吸状態が安定している。 5. 自力で立ち上がれる。	長期臥床による筋力低下、高齢による身体機能の低下、労作時の呼吸困難に関連した身体可動性障害	I氏は入院後、肺炎、肺水腫による呼吸困難や全身状態の悪化で今回の入院目的であるORIFのOPを受け、長期臥床によって筋力低下が起きている。高齢であることで、身体の各機能の低下がみられ、ベッド上で過ごすことが多い。また、労作後の呼吸困難を訴えることもあり、身体の運動に制限をきたしている。現在の状態が続けば、寝たきりに近い状態となり、生活への適応が困難になるおそれがある。現在治療の中心はリハビリテーションであり、段階的にADLを拡大していけるような介入が必要であるため、これらを問題とした。

計画

〈T-P〉

ペットボトルで上肢の筋力訓練
500 mLのペットボトルに水をいっぱい入れ、臥位で実施する。

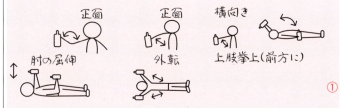
①

キャリー使用時（RH、棟内歩行練習）の注意点
1) 前に進みやすいので、歩く時は、転倒しないように☆の部分を持ちながら歩く。
2) サンソセーバー使用時は吸気時のみ O_2 が流れるので、鼻から息を吸うように声をかける。→鼻が吸えていないとアラームが鳴る。
3) 止まった時はストッパーをかける。
4) 歩行時には SaO_2 が計れるようにしておく（持ち歩く）。
5) 使用時に O_2 ボンベの残量を確認する。
③

〈E-P〉

・下肢の筋力訓練の方法をポスターを用いて説明する（大殿筋、中殿筋、大腿四頭筋を鍛える）。

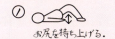
① お尻を持ち上げる。

② 片足ずつ持ち上げる。膝は伸ばして。

③ 立ち上がり訓練 5回くらい。
（Ptの状態に合わせて）

上記の訓練を、I氏と相談のうえ、1日の行動計画表に組み込む。
ex
①+②は夜の寝たままRHの時間or朝の検温前。
③は棟内歩行練習前で端座位になったとき。
②

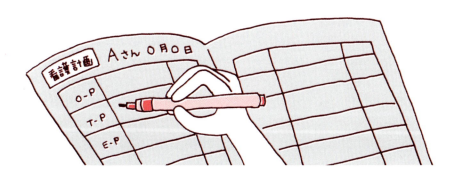

ポイント6 看護計画は、患者の個別性も考慮して記録しよう

　看護計画の記録は、患者に応じた計画を立てて記載することがポイントです。私は、「看護行動」と「手段」の2段階に分けて記録するように指導しています。

　「看護行動」とは、一般的な看護の方法です。「手段」は患者に応じた看護の方法で、患者の年齢、理解度、ADLなどによって異なります。一般的な看護の方法は書けても、患者に応じた看護の方法が書けない学生が目立ちます。

　看護計画は、患者の問題を解決するための方策です。一般的な看護で解決する場合もありますが、多くの場合は、患者の個別性を考慮する必要があります。ですから、「看護行動」と「手段」というように分けない場合でも、患者に応じた方法を記載するように心がけてください。

　術後の呼吸器合併症のある患者に対し、痰の喀出方法を指導する計画を立てたとしましょう。看護行動としては、「痰の喀出の必要性、喀出方法について指導する。喀出方法＝①安楽な体位を取る、②患者自身の手を創部に当て、軽く保護しながら咳をする、③痰が気管上部にある場合は、声門を閉じ十分吸気した後、なるべく強く咳をして痰を喀出する……」といった内容になります。

　それに加えて、たとえば患者が高齢の場合は、「大きな声でゆっくりと説明する」「わかりやすいように、イラストを使ったパンフレットを用いて指導する。パンフレットの文字は大きく書く」というように、患者に応じた看護の方法を記録します。

　実際の実習記録をみてみましょう。表6-6は、「腫瘍・肺炎・高齢・喫煙歴による気道の狭窄に関連したガス交換障害」という看護診断に対する看護計画です。

　援助計画（TP）にある、①安楽な呼吸を維持させる、②排痰のための援助、③不安の軽減に努める、④誤嚥を予防する、⑤感染予防を行う、という援助項目は一般的な看護ですが、それらの方法についてさらに、患者に応じた看護の方法を箇条書きで詳しく記載しています。加えて、「飲水をすすめる、医師による去痰薬・気管支拡張薬などの吸入を行う、加湿器を使い、吸気を湿らせる」（表6-6-①）の箇所は、患者に合わせて、どのように痰をやわらかくするかの手段を明確にするために、補足説明をしています。

　また、「横隔膜の運動を効果的にするために、腸管内に貯留したガスを排出するよう、現在処方中のカマグを今後も用いるなどし、便秘を防ぐ」（表6-6-②）、「嗄声が出た場合や、放射線療法の副作用の嚥下違和感が悪化するため、誤嚥のリスクが高まったときには、医師と相談のうえ、常食Bをリニアック食（やわらかい食事）に戻す」（表6-6-③）という部分は、簡潔とは言えませんが、患者の特徴や個別性をとらえながら、患者に合った看護の方法をよく表現できています。

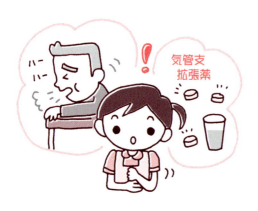

第 6 章 ◆ 看護計画の記録

表6-6

月/日	診 断 名	月/日	期待される結果
4/16	#1　腫瘍・肺炎・高齢・喫煙歴による気道の狭窄に関連したガス交換障害	4/24	・N氏が口すぼめ呼吸や腹式呼吸を実施することができる ・N氏が咳をするとき、腹圧がかけやすい体位を取ることができる

月/日	解　決　策		
	OP	TP	EP
4/18	・呼吸の状態 （数・深さ・リズム・胸部の動き） ・呼吸音（笛声音） ・肺雑音 ・SAT ・痰の量の性状、喀出状況 ・喀嗽状況 ・PaO_2、$PaCO_2$ ・胸部X－P所見 ・肺機能検査 ・血液一般検査 （WBC、CRP） ・痰培養 ・表情（冷汗・顔面浮腫） ・呼吸困難感 ・随伴症状（鼻声・会話障害・嗄声・喘鳴 etc.） ・喫煙 ・理解度	①安楽な呼吸を維持させる ・疼痛を緩和する（芍薬甘草湯、ロキソニン、セルベックス処方） ・痰を軟らかくするための援助を行う 　・飲水をすすめる 　・医師による去痰薬、気管支拡張薬などの吸入を行う 　・加湿器を使い、吸気を湿らせる　　① ・呼吸を妨げるような臭いの強いものは病室に持ち込まないようにする。（香水、タバコetc.） ・ファーラー位の他、呼吸しやすい体位→座位、オーバーテーブルに寄りかかる。 ・会話は呼吸困難のないことを観察しながら進める。 ・途中で呼吸困難感や随伴症状が出た場合、会話をやめて、ゆっくり呼吸することをすすめる。 ②排痰のための援助 ・横隔膜の運動を効果的にするために、腸管内に貯留したガスを排出するよう、現在処方中のカマグを今後も用いるなどし、便秘を防ぐ。　　② ・必要に応じて、タッピング・カッピングを行う。 ・今後、自力で喀出困難になった場合、あるいは喀出できるが疲労が大きい場合には、気道内吸引を実施する。 ③不安の軽減に努める（#3） ④誤嚥を予防する ・嗄声が出た場合や、放射線療法の副作用の嚥下違和感が悪化するため、誤嚥のリスクが高まったときには、医師と相談のうえ、常食Bをリニアック食に戻す。　　③ ⑤感染予防を行う ・患者・医療スタッフ・見舞い客は、手洗い・含嗽・マスクなど徹底する。 ・環境整備などにより、清潔な環境を提供する。	①安楽な呼吸の指導 ・口すぼめ呼吸 ・腹式呼吸 ・安楽な体位を紹介 （・ファーラー位・セミファーラー位 ・座位・起座位 ・オーバーテーブルに寄りかかる ・患側肺を下にした側臥位） ②肺痰のための指導 ・水分出納バランスに留意しながら飲水を勧める。 ・咳をするとき、腹圧がかけやすい体位を取るように指導する。 　→ファーラー位、セミファーラー位、座位 ・喀痰があれば、知らせ、とっておくよう、促しておく。 ・激しい運動は禁忌であるが、適度な運動（散歩など）は積極的に行うよう指導する。

63

ポイント 7 援助計画は細かい場面まで イメージできるように書こう

援助を実施するときに忘れてはならないことは、安全・安楽・自立という3つの視点です。患者の健康レベル、生活背景・習慣、その日の状態などに応じて、安全・安楽・自立のための援助を行わなければなりません。そのためには、次の2つのことに気をつけましょう。

1つ目は、援助計画に「5W1H（いつ、どこで、誰が、何を、なぜ、どうするのか）」と必要物品を忘れずに記載することです。そして、それは患者に応じたものでなければなりません。

たとえば、清拭を行う場合、「ガーゼ以外のところを清拭する」だけではなく、この患者なら、いつ、どのような方法で行うのがよいのか。そのための必要物品は何か、など細かいところまできちんと書くことが大切です。

2つ目は、自分が行うケアの場面を具体的にイメージして記録することです。書くことでケアをシミュレーションでき、実際の場面でスムーズに行うことができます。ケアに手間取って時間がかかると、患者に不安を与えてしまうことにもなります。

どこまで患者自身に やってもらうのかも忘れずに

表 6-7 は、乳房全摘術を受けた患者の援助計画です。下半身入浴は、細かいところにまで注意を払っており、よく書けています。

たとえば、「顔と前頚部はタオルで拭く→S（患者）さんにしてもらう」「Sさんが前傾姿勢になれれば、顔もお湯で洗う。洗髪もできる。洗髪はSさんにしてもらうが、お湯をかけるのは介助で」（表 6-7-①）と、患者自身ができるところと、学生が援助すると

ころを書いています。

また、「陰部はSさんに洗ってもらう。タオルを常にかけてプライバシーを保護する」（表 6-7-②）とあるように、プライバシーに配慮している点もいいです。これは、どの患者にも必要なことです。この患者は、乳房全摘出術の前の抗がん薬治療で脱毛がみられるため、それらへの配慮も必要です。

学生は、目標に「脱毛、乳房喪失の不安の表出ができ、受容困難の理由がわかる」をあげ、「ボディ・イメージの受容はご自分でしかできないから、私たちは患者さんのプライバシーを守るように援助していこう」と話し合っていました。そのため学生は、創部を隠す三角巾を忘れずに必要物品に記録していますし、「入浴室はどこを使うか（シャワー、合同、特浴の座浴）」（表 6-7-③）と書いて考えています。創部を三角巾で隠すのは、患者さんがまだ自分で傷口を見ることができないからでもあります。

必要物品を「タオル3枚（陰部隠す、身体拭く、背中温める）、バスタオル1枚、寝衣、三角巾、下着、（靴下）、圧迫包帯、石けん、シャンプー」（表 6-7-④）と詳しく書くだけではなく、その使い道を記載している点もよくできています。

この患者の下半身入浴で注意しなければならない点は、創を濡らさないことと、患側の肩関節を動かさないようにすることです。記録には「絶対に創は濡らさないこと！」（表 6-7-⑤）とありますが、肩関節に関する記載がありません。学生は、実際には患者が肩関節を動かさないように注意できていました。けれど、記録にも「肩関節を動かさない範囲で、自分でできることをやってもらう」というように、肩関節のことも書いていれば、なおよかったです。

表6-7

時間	援助計画
10:00	訪室 1）朝、上肢のリハビリできたか 2）パンフレットでわからない点があったか 3）朝食は食べられたか 4）浮腫・しびれなどないか 5）朝ロキソプロフェン飲んだか。創痛はあるか
11:11	下半身入浴 1）顔と前頚部はタオルで拭く→Sさんにしてもらう 2）Sさんが前傾姿勢になれれば、顔もお湯で洗う。洗髪もできる。洗髪はSさんにしてもらうが、湯をかけるのは介助で　　① 3）上半身はタオルで拭く。背中温める（十分に！） 4）絶対に創を濡らさないこと！⑤ 5）陰部はSさんに洗ってもらう。タオルを常にかけてプライバシーを保護する　　② 6）必要物品、タオル3枚（陰部隠す、身体拭く、背中温める）、バスタオル1枚、寝衣、三角巾、下着、（靴下）、圧迫包帯、石けん、シャンプー　　④

時間	援助計画
	7）下半身入浴中も背中温めておく 　　入浴中ガーゼどうするか。入浴室はどこを使うか（シャワー、合同、特浴の座浴）③ 　→入浴後はリハビリタイム!! 　　筋肉のやわらかいうちに!!
13:30	バイタルサイン ①発熱、頻脈→感染 ②上肢の浮腫、しびれ ③昼食摂取量 ④Jバック抜去部のガーゼ汚染 　→疲れていなければ14時まで散歩（病棟内）、下肢の筋力回復、気分転換を兼ねて景色を見に行く
14:30	消外回診 ①創の状態の観察 ②Sさんは創を見るか→受容状態 ③先生への質問など→不安の表出

ケアの手順まで実習指導者にもわかるように記録しよう

　表6-8は、大腸癌の術後、胆のう炎を起こした患者の援助計画です。IVHのルート交換について、詳しく記録できています。必要物品として「高カロリー輸液セット、延長チューブ、アルコール綿花、トレイ」だけではなく、「テガタームIV、鉗子、滅菌ガーゼ、イソジン、はさみ、白いテープ（シルキーテックス2枚）、ビニール袋」まで記載しています（表6-8-①）。

　また、「①高カロリー輸液セットと延長チューブをつないで、輸液で満たす」というようにルート交換の手順を書き、臨床指導者と一緒に学生自身が実施するところと、見学するところも書き加えています（表6-8-②）。これらを記録していたことで、

学生は輸液を満たし、接続部をアルコール綿花で消毒するところまで実施させてもらえました。もしここまで記録していなければ、見学しかさせてもらえなかったことでしょう。

　IVHのルート交換にかぎらず、ケアは臨床指導者と一緒に行うところが多いと思います。ですから、援助計画は臨床指導者にもわかるように書くことも大切です。

　ただ、この日の援助計画のなかに、食事に関する計画がないのが残念です。患者は大腸癌の手術を受けた後、胆のう炎でずっと絶食が続き、この日ようやく食事が始まったところでした。食欲はないものの、少しずつ食べていかなければならない時期です。そのため、あまりおいしくない治療食を食べられるような工夫が、計画にあればよかったでしょう。

表6-8

時間	援助計画
9:00	20日15:00～9:00までの情報収集 訪室し、表情や環境の観察をする。 必要に応じて環境整備をする ・食事量はどうか ・夜眠れたか（夜間トイレに何度行ったか） ・便は出たか、性状はどうか 　熱があったり、氷が溶けていれば、氷枕を作り直す
10:30	バイタル測定・観察を行う ・体温測定しながら血圧測定 ・脈拍、呼吸数（音も）→痰が貯留しているようであれば喀出を促す ・腸音、ガスの有無 ・PTGBDからの排泄量、色、浮遊物の有無
11:30	散歩をする（～面会コーナー） ☆途中トイレに行く。排泄があれば陰部洗浄。オムツ交換。ガーゼ、石けん、陰洗ボトル。その後ひげそり。
11:45	IVHのルート交換をする。 ・物品　高カロリー輸液セット、延長チューブ、アルコール綿花、トレイ、テガタームⅣ、鉗子、滅菌ガーゼ、イソジン、はさみ、白いテープ（シルキーテックス2枚）、ビニール袋　　　① ①高カロリー輸液セットと延長チューブをつないで、輸液で満たす ②接続部をアルコール綿花で消毒する ③古いラインの滴下をオフにし、新しいラインの先端を輸液で盛り上がらせた状態にしてすばやく交換する。 　→患者さんに息を止めてもらうのは何で？ ④クレンメを開き、80滴/分にする。（3秒で4滴） ⑤古いラインは、切って結んでパックに貼り付ける　　　②

時間	援助計画
13:00	食後の口腔ケアをする。 ・イソジンを吸い飲みに入れ、ガーグルベースンに出してもらう（歯ブラシを用いるほうがよい）
13:30	バイタル測定（10:30と同じ）
14:00	熱37.0℃以下であれば全身清拭を行う ・物品　タオル②、バスタオル、ベースン2つ、石けん、寝衣（L）、腹帯、新聞、ワゴン ★顔・胸部上腕はベッド上端座位で、自分で拭いてもらう（胸部：ドレーン類の位置を認識できるように） ★背部、足部、大腿、下腿はこっちが拭いていく。
14:30	IVHルート交換と、挿入部の消毒をする ・高カロリー輸液セットと延長チューブをつなぎ、クレンメを閉じ、三方活栓を開いてPtの元へ持っていき、接続した。 ・その後IVH挿入部のガーゼ交換、消毒、ルート固定をする。
15:30	輸液療法の薬液、ルートを準備する ①生食水TN注100mL＋イミペネム注500mg ②5％ブドウ糖注50mL＋ファモチジン注20mg ・準備するもの　指示せん、注射針18G、注射筒5mL、アルコール綿花、輸液セット、21G注射針 　（1）ファモチジン注のアンプルを開け、生食水を3mL吸い上げてアンプル内に入れて溶かす。 　（2）溶かしたものを、生食水の挿入部にアルコール綿花で拭いてから入れる。 ・薬品の確認は3回。①棚から持ってくるとき、②封を開けるとき、③捨てるとき

第6章 ◆ 看護計画の記録

「すばやく行う」のはなぜ？
何分くらいで行うの？

表6-9は、糖尿病の既往歴があり、病気に対する知識・認識不足から心筋梗塞を起こして入院になった女性（75歳）を受け持った学生の記録です。学生が受け持った時期は、入院から約20日後。冠動脈ステント植え込み治療を受け、心臓リハビリを行っている回復期です。膝の痛み、筋力低下がみられます。

学生はケアの1つにシャワー浴を計画しました。「浴室は1時間前から暖めて、寒気を与えて心臓に負担をかけない」「車いすで浴室まで行く」「脱衣場でいすに座って服を脱ぎ、浴室でシャワーチェアに座ってもらう」など、よく考えていると思います（表

6-9-①、②、③）。

しかし、いくつか不足している点があります。1つは、「すばやく行う」という部分です（表6-9-④）。なぜすばやく行う必要があるのか、すばやくとは具体的に何分くらいなのか、というところまで記録しなければなりません。

患者は、浴室への移動と入浴によって、心臓に二重の負荷がかかります。それを予防するためには、全体で何分くらいでケアを終了しなければならないのか、ということを考えておく必要があります。学生はそこまで記録してイメージしておかなければ、「すばやく行おう」と考えていても実際にはできません。教員のアドバイスによって、学生は「脱着→10分、シャワー浴10分、計20分」と書き加えました（表6-9-⑤）。

表6-9

援助項目・援助の必要性・留意事項

シャワー浴

〈必要性〉
心リハビリテーションになり、ADLの拡大になるため。また、皮膚を清潔に保ち、爽快感を得てもらうため。

〈留意事項〉
・入浴中→胸部不快感、胸痛、めまい、顔面蒼白、冷汗、呼吸困難、ふらつきはないか、低血糖状態の観察
・入浴後→心拍数が110回/分以上はないか、収縮期血圧が20mmHg以上の低下はないか、呼吸音の異常、チアノーゼ、胸痛、呼吸困難の有無
・サーチレーション（SpO2）を施行前後に測定する。

・浴室は1時間前から暖めて、寒気を与えて心臓に負担をかけない。　　①

・Ptに身体を洗ってもらうのは負担がかかりすぎると考えられるので、私がほとんど体を洗う。

・すばやく行う ④

〈必要物品〉
着替え、バスタオル1枚、ウォッシュクロス2枚、ボディソープ、シャンプー、ドライヤー、バスマット、滑り止めマット、トレイ、車いす、サーチレーション、脱衣場のいす

〈方法〉
・1時間前から浴室を暖めておく。

・車いすで浴室まで行く ②

・脱衣場でいすに座って服を脱ぎ、浴室でシャワーチェアに座ってもらう。　　③

・足もとに、滑り止めマットを敷く。
・洗髪、身体のほとんどを私が洗い、胸・腹部・上肢を自分で洗ってもらう。
・脱衣場でいすに座って、服を着てもらう。
・サーチレーションを測定する。

・着脱→10分
・シャワー浴→10分 ｝計20分 ⑤

・シャワー温度39～40℃。

67

表6-10

援助項目・援助の必要性・留意事項

歩行訓練

〈必要性〉

　心筋梗塞による心筋壊死そのものによる心機能低下や、安静臥床による筋力の低下を、歩行訓練することで心臓の予備力や側副血行路を形成させるとともに、ADL を拡大するため。

〈留意事項・観察事項〉

・歩行訓練の前後で、食事、排泄などの活動を 1 時間以内にしていないか
　→二重負荷になると心臓に負担がかかりすぎてしまうため。
・食事をあまり摂取できていない日や、血糖値が低い日はとくに低血糖症状に注意して観察する。昼食前は、血糖値が下がっていることが多いので、行わない。
・履物が脱げて転倒しないように、靴を履いて行う。
・足もとの障害物の有無
・バイタルサイン測定の時に、歩行してよいか判断をする
　→呼吸苦、呼吸数、チアーノゼの有無、血圧、SpO_2
・訓練中
→胸部不快感、胸痛、めまい、顔面蒼白、冷汗、表情、口数、呼吸困難、ふらつきはないか、低血糖症状の観察、歩行時間、歩行距離
・訓練後
→心拍数が 110 回 / 分以上はないか、収縮期血圧が 20mmHg 以上の低下はないか、チアノーゼ、胸痛、呼吸困難の有無、SpO_2、血圧測定、脈拍、低血糖症状の観察

・緊急時の対応
　→立ち止まって、深く深呼吸してもらう。それでも改善されない場合はナースに報告する。①

・歩行時の膝の痛みや程度

・歩行器を使って、病室前の廊下の半分を 1 往復する。②

・転倒しそうになったときにすぐ支えられるように、Pt の腰に軽く手を添えておく。
・歩行後はバイタルチェックをする。

　もう 1 つの不足点は、身体の洗い方です。患者は、前かがみになると心臓に負荷がかかります。そこで、今後に向けて足は上げて洗うなど、なるべくかがまないような工夫を患者に指導することが必要です。

心筋梗塞患者の歩行訓練は緊急時の対応が大切

　表 6-9 と同じ患者に、学生は歩行訓練を計画しています（表 6-10）。留意事項には、訓練中・訓練後の観察に加えて、「緊急時の対応→立ち止まって、深く深呼吸してもらう。それでも改善されない場合はナースに報告する」と記録しています（表 6-10- ①）。心筋梗塞を起こした患者に歩行訓練を行う場合、いちばん大切なことは緊急時の対応の方法です。学生の多くは、訓練中・訓練後の観察項目しか記録していません。この学生は緊急時の対応まで考えている点が優れています。

「歩行器を使って、病室前の廊下の半分を1往復する」という部分は、記録が十分ではありません（表6-10-②）。まず、ベッドから歩行器に移るときの注意点が抜けています。歩行器を置く位置や、どこを持って立ち上がってもらうのかなど、細かい点まで記録してイメージしておかないと危険です。

もう1つ、「病室前の廊下の半分」とは、具体的に何メートルなのかも記録する必要があります。なぜなら、「病室前の廊下の半分を1往復」と決めた基準があるはずだからです。また、何回目の歩行訓練なのかも記録しておくと、歩行にかかった時間や足の運び方、表情などを前回と比較でき、今回の距離が妥当だったかが評価できます。

> **コラム**
>
> ### 計画内容は、実習指導者に助言してもらい、どんどん追加しよう
>
> 実習期間は2～3週間とかぎられているため、実習開始から間もなく看護計画を立案し、そこから指導者のアドバイスに沿って、計画内容を修正したり追加したりしているのではないでしょうか。
>
> 計画の修正や追加のアドバイスを受けると、「私の看護計画はダメなんだ」と落ち込む学生がいます。しかし、自分のすべてを否定されているわけではありません。もっと前向きにとらえましょう。
>
> 実習が進むにつれて、患者の情報も多くなっていきます。それに合わせ、看護計画は変化していって当然です。最初から完璧な計画は立案できません。
>
> 指導者から助言をもらい、追加・修正した看護計画は、頑張った実習の証です。病名ごとに整理してファイルしておけば、自分だけのケアプラン集として、就職してからもきっと役に立つことでしょう。

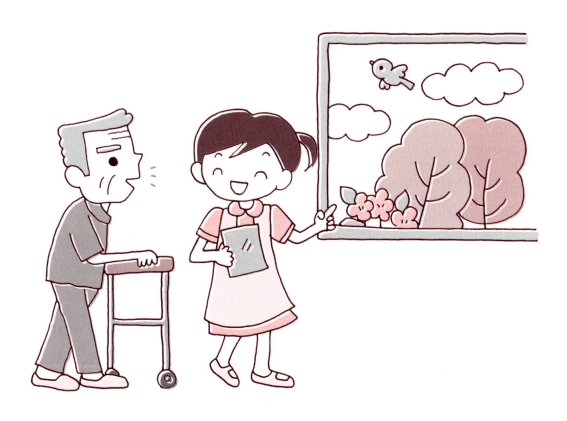

コラム

病棟でよく耳にする用語②

用語	意味	用語	意味
コフ	咳嗽（cough）	ぜんま	全身麻酔〔表記〕全麻
コンタミ	汚染（contamination）	せんもう	一過性の意識障害〔表記〕せん妄
ザー	クモ膜下出血〔表記〕SAH	そうかん	気管内挿管
サーフロー	静脈留置針	ソープ	問題志向型記録の経過記録方式〔表記〕SAOP
サポ	坐薬（suppository）〔表記〕sup	ゾンデ	管の総称（sonde）
さんかつ	三方活栓〔表記〕三活	ターミナル	終末期（terminal）
シーアールピー	C反応性タンパク。炎症のモニターとして有用〔表記〕CRP	タキる	頻脈（tachycardia）
シーオーピーディー	慢性閉塞性肺疾患〔表記〕COPD	タップ	穿刺（tap）
ジーシーエス	グラスコー昏睡スケール。国際的に用いられている昏睡の評価法〔表記〕GCS	たんそう	緊急災害時、担架搬送する必要のある患者〔表記〕担送
シーティー	コンピューター断層撮影〔表記〕CT	だんぽう	弾性包帯
シーディーシー	米国国立疾病管理センター〔表記〕CDC	ちゅうけん	中央検査室〔表記〕中検
シーネ	患部固定のための副木（副子）	ちゅうざい	中央材料室。サプライともいう〔表記〕中材
シーピーアール	心肺蘇生法〔表記〕CPR	ディーエム	糖尿病（diabetes mellitus）〔表記〕DM
シーブイ	中心静脈（ライン）〔表記〕CV	ディージー	除細動（defibrillation）〔表記〕DC
シーブイピー	中心静脈圧〔表記〕CVP	ディスチャージ	退院（discharge）
ジェイシーエス	日本昏睡スケール。3-3-9度方式〔表記〕JCS	ディスポ	使い捨て。ディスポーザブルの略
ジギ	ジギタリス製剤、（直腸の）指診	ディック	播種性血管内凝固症候群〔表記〕DIC
シムスい	側臥位前傾、膝関節屈折体位〔表記〕シムス位	テーベー	結核（tuberculosis）
シャーカステン	レントゲン写真をみるための器具	デクビ	褥瘡（decubitus）
ジャクソンリース	酸素の供給源に接続して用いる用手人工呼吸用バッグ	トーヌス	緊張（tonus）
じゅんや	夕方4時～深夜12時までの勤務〔表記〕準夜	ドナー	臓器を提供する人、部位（donor）
シリンジ	ガラス製の注射器	トランスファー	移動、転院（transfer）
シリンジポンプ	シリンジのプランジャーをポンプが押し込み送液する方式の輸液ポンプ	トリアージ	救急患者の緊急度で治療の優先順位をつける
シンカテ	心臓カテーテル検査	とんぼ	翼状針
しんま	心臓マッサージ	ナースコール	看護師の呼び出し（nurse call）
しんや	深夜12時～朝8時までの勤務〔表記〕深夜	ナート	縫合（naht）
ステる	死亡〔sterben（独）〕	ナルコる	ナルコーシスになる。過眠症
ストレッチャー	担架。患者を臥床したまま移送する輸送車	にっきん	朝8時～夕方4時までの勤務〔表記〕日勤
スパ	脊髄（sprinal）。スパイナルともいう	にっきんしんや	日勤の後に深夜勤に入る〔表記〕日勤深夜
スパズム	発作、けいれん（spasm）	ニトロ	ニトログリセリン（nitroglyserin）
スワブ	綿棒、ぬぐい液、ふき取り	ネクる	壊死（necrosis）
せいけん	生体組織採取検査〔表記〕生検	ねっぱつ	発熱すること〔表記〕熱発
せいしょく	生理食塩液〔表記〕生食	ネブライザー	薬剤を噴霧させて口腔あるいは鼻孔から吸収させる装置
セキソン	脊髄損傷	バイオプシー	生検、生体組織採取検査〔表記〕Bx
せっし	ピンセット〔表記〕鑷子	バイタルサイン	体温、脈拍、血圧、呼吸数のこと。バイタルともいう〔表記〕VS

第 **7** 章

実施と評価の記録

はじめの一歩

ケアを評価して次の計画へ

実施の欄には、看護計画に沿って、観察した内容、実施した援助内容、教育内容を詳しく記載します。また、学生はどのような言葉かけをしたのか、その言葉や実施したケアによって患者はどのような反応を示したか、ということも記録しましょう。学生は、自分が行ったケアや検査データなどの科学的な変化しか記録していないことが多いようです。患者の言葉や表情も見逃さず、記録するように心がけてください。

評価とは、自分が行ったケアを自分自身で評価することです。評価の基準は、ケアを実施した結果、目標を達成できたかどうか、目標に近づいたかどうか、ケアの方法は適切だったかどうか、ということです。観察した内容や患者の反応に基づいて行い、評価の欄に記載します。

評価によって翌日の計画を立案します。ケアが適切な方法であり、目標に近づいていれば、そのまま続行します。そうでなければ、計画の修正や変更が必要になります。新たな看護問題を見いだした場合は、その問題を解決するための計画を立案します。

観察内容、実践した援助内容、患者の反応などを客観的に振り返り、次の計画につなげましょう。

ポイント 1 患者の変化を記録し、その理由を考えよう

援助を実践した結果、入院の前と後、昨日と今日、ケアを実施する前と後など、患者の状態がどのように変化したかをとらえましょう。

表7-1の評価の欄には、「ただ単に観察項目にそって患者さんの観察を行うのではなく……昨日よりひどい痛みか、ましなのかということについて、より細かな視点での観察が必要だと思った」と記録しています（表7-1-①）。とてもいいところに気がついていると思います。さらに、その変化は何に影響を受けているかも考えていく必要があります。

評価の欄に変化を記録するのはもちろんのことで

すが、実施の欄にもケアや処置を行った結果、どのような変化があったのかを記録してください。

たとえば、鎮痛薬を与薬したら、その後痛みは緩和されたのかどうか。もし緩和されなければ、ほかの方法を考えなければなりません。あるいは清拭を行った後、患者さんが疲れていれば、その理由を考えていくことができます。

表7-2（p.74）は、糖尿病性腎症の患者を対象にした「実施・評価」の実習記録で、看護診断は「血糖コントロール不良に関連した非効果的腎臓組織循環リスク状態、非効果的末梢組織循環」です。

第 7 章 ◆ 実施と評価の記録

表7-1

月　日	実　施	評　価
	〈バイタルサイン〉 目的：化学療法、放射線療法を行っていることから生じる副作用として、倦怠感・咽頭痛・食道つっかえ感・食欲不振・悪心・嘔吐・不眠・発熱・貧血傾向やPaO₂値・便通・血圧・脈拍・呼吸困難感を観察し異常があれば早期発見し、担当ナースに報告するため。 留意点：スムーズに測定・観察を行う。 実施・結果：BP114/96mmHg、P92回/分、BT36.7℃、睡眠時間5時間、朝食7割摂取、排便は内服せず1回、咽頭痛と食道つっかえ感あり、PaO₂値98％、服薬可能、朝方咳が出る、痰も出る、呼吸困難なし、倦怠感なし （以上10'） BT36.5℃、昼食2割摂取、服薬可能、倦怠感なし （以上14'）	ただ単に観察項目にそってPtの観察を行うのではなく、今まで観察してきたことを頭におき、「咽頭痛がある」というだけでなく、昨日よりひどい痛みか、ましなのかということについてより細かな視点での観察が必要だと思った。　①

　この患者は、学生が足浴を行うことによって、フット・ケアができるようになりました。学生は、ケアを実践した結果を、患者の行動変容でとらえることができています。

　まず、「足は昨日よりも少し硬く張っていた。……足の白癬は昨日よりきれいですね」（表 7-2- ①）と足の状態の変化を観察できています。そして、「昨日はシャワーをしなかったから、アルコール綿で拭いて薬を塗ったよ」（表 7-2- ②）という患者の言葉も踏まえ、「足浴時、『ちゃんとしてくれてるのに、自分がやらんわけにはいかんやろ』と患者さんが言ったので、足浴を始めたことで習慣づけができそうである」（表 7-2- ③）と評価の欄に記載しています。

　足浴の項目の欄にも、「傷はなく、白癬の状態も昨日より少し改善していた」（表 7-2- ④）、「昨日より少し改善していたので、根気よく続けたい。足浴を始めたことで、患者さん自身が、しっかり薬を塗ることに対し意識が強くなってきた」（表 7-2- ⑤）と、患者の変化をとらえた記録ができています。

　さらに、3日後の記録には、「フット・ケアは週末も朝晩していたとのことで、習慣が確立されつつあると思う。退院後も忙しいなか、続けられるよう指導していく」（表 7-2- ⑥）というように、問題が解決へ向かっていることを示し、退院指導という次の計画につながっています。

　治療内容の変化もとらえています。「5/8〜9は収縮期血圧150mmHg以上と高かったが、今日よりフロセミド（降圧薬）が2錠になったこともあり……今後、塩分制限食の重要性を指導していきたい」（表 7-2- ⑦）という部分です。治療と患者の状態、腎血流の病態を統合的に判断し、そのなかで看護師の果たす役割を表現できています。また、「1回言われただけでは、理解度・記憶度が低いので、何度も確認することが大切である」（表 7-2- ⑧）と患者の特徴も踏まえています。

　次のケアにつなげたり、自分が行った行為に最後まで責任ももつという意味でも、患者の変化に目を向けてほしいと思います。

73

表7-2

月 日	実 施	評 価
5/9 9:45 14:00	2. バイタルサイン測定 〈目的と援助の必要性〉体温、脈拍、血圧を測定することで、患者の疾患の程度や状態の的確な判断につながる。 〈留意〉①体温計、血圧計の点検、②患者にとって安全・安楽な体位の判断、③マンシェットの巻き方・巻く位置、④加圧、減圧の仕方 〈結果〉 BP：152/78mmHg　P：63回／分　T：35.7℃ 足は昨日よりも少し硬く張っていた。だるい感じがするかと聞くと、しないと答えた。しびれもなし。足の白癬は昨日よりきれいですね、① と言うと「昨日はしなかったから、アルコール綿で拭いて薬を塗ったよ」② と言っていた。食事は全量摂取。薬も内服できていた。便は昨日より出ていない。尿は起床後1回。 BP：152/72mmHg　P：58回／分　T：36.7℃ 足の硬い張りは午前中より軽減していた。しびれなし。昼食全量摂取。薬も内服できていた。便はまだなし。	2. バイタルサイン測定のほか、落ち着いて全身観察できるようになってきた。「糖尿病の人は、感染に対して弱くなっているから、足など毎日観察してあげてくださいね」「ゴシゴシこすらないでくださいね」など、話した。昨日の夜、足に薬を塗布したと聞いてとてもうれしかった。「この調子で、早く治しちゃいましょうね」と声をかけた。足浴時、「ちゃんとしてくれてるのに、自分がやらんわけにはいかんやろ」と患者さんが言ったので、足浴を始めたことで習慣づけができそうである。③こういうときは、患者を最大限ほめることが大切だと先生から学んだ。 　午後、足浴をしたからか、足の硬い張りが軽減していたので、今後援助の範囲を狭めながら続けよう。
5/9	3. 足浴 〈目的と援助の必要性〉足、爪白癬の治癒促進。清潔にしてから薬を塗布する習慣づくりのため。血液循環促進による浮腫の軽減。 〈留意点〉①患者にとって安全・安楽な体位の判断、②疲労の程度と病状の把握、③援助の程度、④患者の清潔に対する習慣やそのニードの確認、⑤湯温の設定、⑥糖尿病による知覚障害の有無と程度 〈結果〉「11時15分から足浴しましょうね」と伝えておいた。準備をして、患者を呼びに行った。 傷はなく、白癬の状態も昨日より少し改善していた。④ 足をよく拭いた。クリームは自分で塗布され、塗布状況をよく観察し、踵もしっかり塗るよう指導した。	3. 今日は準備をして呼びに行くことができた。 　昨日より少し改善していたので、根気よく続けたい。 　足浴を始めたことで、患者さん自身が、しっかり薬を塗ることに対し意識が強くなってきた。　　　　　　　　　　　　　　　⑤ 　フット・ケアには十分気をつけるように、バイタルサイン測定時などに指導しているので、少しずつ意識づけ、習慣づけができていけばよいと思う。
5/12 10:00 14:30	1. バイタルサイン測定 〈結果〉 BP＝138/68mmHg　P＝64回／分　T＝35.7℃、浮腫なし、便なし、蓄尿されている。朝、左手にしびれ感あり。 「昨日は朝・夕、足の薬塗ったよ」 「昨日は孫と息子が来て、みんなで鳩にえさやりに行った」 朝食全量摂取、薬内服できている。 BP＝138/64mmHg　P＝60回／分　T＝35.9℃ 便なし、腹部膨満感なし。蓄尿されている。しびれ感なし。浮腫なし。昼食全量摂取。薬内服できている。 明日のムンテラのことを確認すると、忘れていたらしく、急いで奥さんに電話をしに行かれた。	5/8～9は、収縮期血圧150mmHg以上と高かったが、今日よりフロセミド（降圧薬）が2錠になったこともあり、10時、14時半ともに130mmHg台と安定している。腎症の進行を抑えるためにも、130/80mmHg前後を維持する必要があり、今後、塩分制限食の重要性を指導していきたい。⑦ 　1回言われただけでは理解度・記憶度が低いので、何度も確認することが大切である。⑧ 　服薬に関しては、忘れることなく内服できている。 　フット・ケアは、週末も朝晩していたとのことで、習慣が確立されつつあると思う。退院後も、忙しいなか、続けられるよう指導していく。⑥

第7章 ◆ 実施と評価の記録

ポイント 2 患者の反応を忘れずに とらえよう

援助を実践した結果、患者がどのように変化したかという結果を客観的に把握し、記録することが大切です。そのことによって、目標に近づくことができているか、看護計画が達成できているかがわかるからです。

ところが、学生は検査データなどの科学的な変化しか記録しないことが多いようです。患者の言葉や表情も見逃さないように気をつけましょう。科学的な変化と患者の反応の両方をとらえなければ、次の援助につながりません。

清拭く時の患者の反応を 逃さずキャッチ

表 7-3 は、患者の反応をうまくとらえ、次の援助につなげることができています。対象の患者は胃癌の手術を受け、今後、化学療法が予定されています。胃癌であることは、本人に告知してあります。

表7-3

実践・結果	評価・考察
私：Yさん、今からこのベッドの上でお身体を熱いタオルで拭きませんか。しんどければ私もお手伝いさせていただきます。ずっと管のこと気にされて、お身体も動きにくくてお背中も痛くてつらかったんですよね。 患者：ああ、そうやね。寝てばっかりもつらいし、動きたいから身体のほう拭きます。 （中略） 私：では、ベッドの頭側を上げていきます。めまいなどしたらすぐ言ってください。 　ベッドを45度、90度と2分おきくらいに上げていく。めまいの有無を尋ねるが、「大丈夫、何もないです」と返答が来る。 　ベッドをいちばん下に下げ、靴を履いてもらうようにする。ベッドは90度アップしているがめまいもない。 　患者から「座っているほうが背中がすごく楽だ」① と訴えあり。ベッドを挙上してから咳をし、喀痰を3回程された。「なんか座ってから痰がよく出るよ」① と言われた。 私：それはすごくいいことですよ。身体の奥で溜まっていた痰が、起きることでいっぱい出てきているんです。痰が溜まってばかりで外に出せないと肺炎になりやすいので、痰はいっぱい出していってください。すごく体にいいので。 患者：そうですか。動くと身体が全然違いますね。① 私：そうですね。腸の動きもよくなりますし、動くことって身体が治っていくことに大事ですね。	座位や身体を動かすことで痰の喀出がよくなったり、背部への痛みが軽減されて、患者が離床の必要性を身体で感じ取り、理解できたと考える。② 　この後も離床に積極的であり、散歩を行うと「明日も」という声も聞かれ離床への意欲は十分ある。この患者の気持ちを尊重し、離床と明日は歩行の数も増やしていきたいが患者は貧血傾向にあるので、ふらつき、転倒防止に十分注意した見守りが必要である。 　今日は術後1日目であり、観察、確認のためもあって私がそばにいたので患者は1人でいる時間が少なく、身体も自由に動かしにくかった。 　今日はムンテラがあったため、患者は考えることが多く、不安も現れると考えられる。明日は患者が落ち着いて考えられるように、1人の時間をつくる必要がある。③

75

術後1日目、学生は二次感染を防ぐために、清拭を計画しました。清拭を実施している間の患者の反応を、学生は見逃さずに記録しています。表7-3-①の「座っているほうが背中がすごく楽だ」「なんか座ってから痰がよく出るよ」「そうですか。動くと身体が全然違いますね」という部分です。

それらを踏まえ、学生は「座位や身体を動かすことで痰の喀出がよくなったり、背部への痛みが軽減されて、患者が離床の必要性を身体で感じ取ることができたと考える」（表7-3-②）というように、きちんと評価できています。さらに、「今日はムンテラがあったため、患者は考えることが多く、不安

も現れると考えられる。明日は患者が落ち着いて考えられるように、1人の時間をつくる必要がある」（表7-3-③）と次の援助につながっています。

離床意欲が高まると、患者は今後の治療や生活について考えられるようになってきます。患者がこれからのことを考えられるように、1人の時間をつくることはとてもいい援助になります。

学生は、清拭の様子を患者との会話形式で記録しています。患者の一つひとつの言葉がリアルになり、反応をとらえやすくなりますから、皆さんもやってみたらいかがでしょうか。ただ、清拭の仕方も記録しておいたほうがよかったでしょう。

表7-4

判　断	実践・結果	評価・考察
昨夜より、術後せん妄が出現している。今朝の会話では、そのことは覚えていらっしゃらない様子であった。せん妄は術後の神経・ホルモンバランスの変化や心理的要因、環境の変化、年齢的なもの、薬の影響などで起こる。 改善するには、活動を促して生活リズムをつけたり、コミュニケーションで精神的な活動ができるようにしたり、現実状況の認識を促したりするかかわりが効果的である。　① せん妄は可逆的なものであるので、早期からこのような援助を行うことが重要であると思い、実施した。	ベッドサイドでの会話。 　バイタルサイン測定時、呼吸音を聴診するのにカーテンを閉めていると、薄暗いのを夕方と思われたのか「もう夕方でしょ」と言われる。「少し暗いですけど、これはカーテンを閉めているからなんですよ。（Z氏の腕時計を指して）今は何時頃かみてみましょうか」と促した。Z氏は「そうねえ、あら（時計が）止まってるわ」と言う。実際には止まっていない。「今は私の時計では朝の10時ですね」と、自分の時計を見せて言ってみた。Z氏は「あ、ほんと。まだ朝だったのね。ご飯を食べないから時間が分かりづらくて」と笑って話される。「そうですか。ご飯は一日のなかで朝・昼・晩を区切る目安なんですね。お食事が早く始まればいいですね」と返した。Z氏はうなずいておられる。　② 　病室の窓を見て「今朝は気持ちいい空ですね」と言うと、Z氏は「あら、そう」と返事をしたが硬膜外麻酔の影響もあるのか、傾眠がちに目を閉じている。窓のブラインドを全部上げてみた。部屋が明るくなり、Z氏は目を開けた。「空、見えますか？」と尋ねると「ほんとねえ」と眺めている。 　その後、保清を行い、病棟内の散歩に向かった。途中、非常口の大きなガラス戸のところに景色を見に近づいてみましょうとお誘いした。いすがあり、指導者さんがZ氏に座るように促すと、腰をかけ、外を眺めている。通常のZ氏の表情・口調でいろいろな話をしてくださった。足を組み、リラックスした様子であった。	会話のやり取りでは、せん妄のための発言を否定しないように気をつけた。時間の認識も、Z氏自身が確認するようなかたちで正しい時間を伝えることができたと感じる。　③ 　部屋はブラインドが半分まで閉まっており、暗く感じたので採光を取り入れるようにブラインドを上げた。 　日中と夜間の光の差が人体に与える影響は、サーカディアンリズムが正しくつくられることである。朝は朝の光を、夜は夜の暗さを実感してもらうことが体内リズムをつくることにつながる。昼間には傾眠傾向にあると夜間にせん妄が起こりやすいので、その改善に重要なことである。④ 　今後もそのように環境を整えていきたい。また、転倒防止や危険防止への配慮も必要である。 　病棟内散歩では、外の景色を眺めたり会話をしたりと、心身ともに活動を促すことができた。病室から出てたまに環境を変化させることも大事であると感じた。昨夜の様子が想像もできないくらいにZ氏は今までどおりの表情に戻っていた。朝の会話のような失見当識もなかった。⑤

第7章 ◆ 実施と評価の記録

患者への言葉のかけ方も考慮しよう

表7-4は、術後、せん妄が見られる77歳の患者を受け持った学生の記録です。学生はせん妄を改善するために、「改善するには、活動を促して生活リズムをつけたり、コミュニケーションで精神的な活動ができるようにしたり、現実状況の認識を促したりするかかわりが効果的である」（表7-4-①）と考え、患者の言葉をうまくキャッチするとともに、自分の言葉のかけ方も考慮しています。

「実践・結果」、「評価・考察」の欄に記録してあるように、患者の「もう夕方でしょ」「あら、（時計が）止まってるわ」（表7-4-②）というような、せん妄のための発言を否定せず、患者さん自身に時間の認識を促しています（表7-4-③）。

学生は、患者が昼間眠らないように、ブラインドを上げて部屋を明るくしています。これは夜間のせん妄を改善するためです。このような場合、ほとんどの学生は、「昼間は眠らないように」としか記載していませんが、この学生は「日中と夜間の光の差

が人体に与える影響は、……その改善に重要なことである」（表7-4-④）と科学的に分析できています。そして、病棟内の散歩などの結果、「朝の会話のような失見当識もなかった」（表7-4-⑤）と評価につながっている点もよくできています。

患者の反応はできるだけ詳しく記録しよう

表7-5は、大腸癌の手術を受けた患者を受け持った学生の記録です。術後、患者は胆のう炎でずっと絶食が続き、ようやく食事が始まったところです。

この日、患者は精神的な苦痛を表出され、学生は「実践過程と患者の反応」の欄に、「健康には気をつけていて、ずっと町医者で検査もしていたのに大腸癌がみつかったときは、進行していてショックだったことや、……1日の排便パターンがつかめず苦労しているとのこと」（表7-5-①）と記録しています。

以前にも、患者は同じようなことをポロリと口にされていることがありましたが、学生は気に留めず記録していませんでした。学生が患者の精神的苦痛

表7-5

時間	実践過程と患者の反応
10:15	・バイタル測定 BP 100/68mmHg　P86回/分　T36.7℃　PTGBD 10mL程度。 ・健康には気をつけていて、ずっと町医者で検査もしていたのに大腸癌がみつかったときは進行していて、ショックだったことや、「声が出にくくなっていて、もう自分はどこもあかん……」と言っていたり、便を固まらせる薬はないのか、などということを話される。また、今回は「悪い物は切ってしまえ！」とばかりにopeをしたが、後々こんなにしんどいとは思っていなくて、次まだ肝臓が残っているが、もう今回でopeは懲りたので、どうやって治していこうかと不安に思っている。便意を感じてから排便までの時間や、1日の排便パターンがつかめず苦労しているとのこと。　　　　　　　　　　①

評　価
＃4　（※＃4の目標：ストレスが軽減する） 　先週に比べたら歩行を促さなくても自ら進んでトイレや散歩に行こうとしたり、食事のときは背もたれではなく端座で摂取しているので、活動を促されるためによって起こるストレスは軽減しているが、今まで健康には気をつけて生活してきて、町医者にずっとみてもらっていたのに癌は進行した状態でみつかったことや、まだ肝臓をどう治療していくか決まっておらず、今回のopeで体力的に侵襲が大きく、これからの治療に耐えられるかどうかといったショックや不安、排便パターンがつかめず失禁してしまったりすると、尊厳が傷つくことになる。 　このような精神的苦痛が大きい。少し話を聞いたことで、精神的苦痛が（その場だけでも）軽減したかもしれない。②

に気づいていなくても、患者の反応を詳しく記載していれば、教員がそれを察して「患者さんは病気に対してどんな思いをもっているのでしょうか」などとアドバイスができます。

ですから、たとえば「患者さんが『ありがとう』と言ってくれた」だけで終わらず、どんな表情や口調だったのかなどまで、詳しく記載するようにしましょう。

また、「評価」の欄に「少し話を聞いたことで、精神的苦痛が（その場だけでも）軽減したかもしれない」（表7-5-②）とありますが、これでは不十分です。患者さんは、食べられるようになってきて、少し自信がついてきたからこのように話すことができたのでしょう。しかし、肝臓の治療はどうしよう、便がこのままならどうしよう、といろいろな不安を抱えているはずです。

「精神的苦痛を軽減できず、これからも病気に対する不安が考えられる」と評価できれば、新しい問題点が抽出できます。そして、それが援助計画につながり、より実習が深まります。

ポイント3 実践の過程と患者の反応を照合しよう

患者の反応は、実践過程と照らし合わせながら記録しなければ、適切な評価ができません。慣れない間は、線を引いて欄を2つに分けて記載するといいでしょう。

表7-6のように、指導（実践）と患者の反応を矢印で示して記録するのも1つの方法です。表7-6の対象は、胃摘出術を受けた患者です。学生は「ダンピングを起こさない」と目標にあげており、そのことを中心にした指導内容になっています。

「毎日飲まれているコーヒー・紅茶はカフェインがあるため、控えるように話す」「パンフのゆっくり噛んで食べるという部分に、Ptの食習慣の癖である早く食べてしまうことについての注意点を説明」という部分で（表7-6-①）、患者の反応は「理由を言う前にPtはわかっているという態度がみられたので、詳しい話はしなかった」「前からよく言っていることなのでわかっていた」（表7-6-②）と

いうものです。患者は、学生が指導した内容はすでに知っていたのです。患者としては、入院中のことよりも退院後の生活に関心があり、退院指導のほうを望んでいたのです。

指導内容は患者のニーズに応えていませんでしたが、指導内容と患者の反応をきちんと書くことで、自分の援助内容を評価することができます。学生は、「実践過程と患者の反応」の欄に「パンフレットを見たPtの反応は喜んでいてはくれたものの、内容が今まで話してきたことばかりで、その再確認のようなものが多く、……」（表7-6-③）と記載しています。また、「評価」の欄にも「パンフにより今までの知識の再確認を行うこと」（表7-6-④）と記録しています。

援助内容が患者に適していないことが評価できれば、援助内容を変更することができます。

第7章 ◆ 実施と評価の記録

表7-6

説　明	反　応
・胃の手術によりどのように身体の中が変化したか説明する	▶食道と小腸がつながっていることを知り、R-Y吻合（パウチあり）により食べ物を溜めやすいように工夫していること、そこが今後、胃の役割をするということを知った。→このことを知ることで、今どこに通過障害が起こっているのか納得される。
・食後の体位は少し身体を起こした状態で安静にしてください。胃の噴門がないから逆流防止のため	▶Ptは食べ物の通りをよくするためにはまっすぐ身体をピンッとして横になることがいいと言っていた（←間違った考え方をしていた）。 でも、なぜかという理由を知ることで、横になるときは身体を少し起こすということを知る。
・水分摂取を促す、今は輸液により取り入れているのだということを認識させる	▶うなずいていた。でも飲むのならポカリとお茶どちらがいいのかを聞く。先生の説明により、少しでもカロリーのあるポカリを飲むほうがいいということを知る。
・毎日飲まれているコーヒー、紅茶にはカフェインがあるため控えるように話す ・パンフのゆっくりよく噛んで食べるという部分に、Ptの食習慣の癖である早く食べてしまうことについての注意点を説明　　　　　　　　　　　①	▶理由を言う前にPtはわかっているという態度がみられたので、詳しい話はしなかった。 ▶前からよく言っていることなのでわかっていた。②

実践過程と患者の反応

　　パンフレットを見たPtの反応は喜んでくれてはいたものの、内容が今まで話してきたことばかりで、その再確認のようなものが多く③、Ptが今いちばん知りたいことの内容がほとんどないため、あまり満足のいくパンフではなかったと思う。Ptの「また退院前に説明があるんですよね？」という質問から感じることができました。

　　もともとパンフをつくるときの目的が、退院指導のためのものという認識が自分のなかにはなく、ダンピングをテーマにしたものをつくろうとしていたことが根本的に間違っていた。またPtが求めていることは日ごと変化するものだということがわかっておらず、パンフの内容が要求についてこれていなかったため、意味のあるパンフにはならなかったと思う。

評　価

♯2（※♯2の目標は、①ダンピングを起こさない、②正しい知識を身につける）
① （省略）
②パンフにより、今までの知識の再確認を行うこと④や身体の変化、そのための食後の安静の体位など新しく知識になることを説明したが、そのことをどのように退院後の食事行動にもっていくのかという説明を行わなかったため、具体的にどのように食べていくかということや、ダンピングが予防できるのかということを、理解してもらえていない。

79

ポイント4 評価・考察の前に、まず結果を押さえよう

表 7-7 は、結腸癌の手術を受けた患者（57歳・女性）を担当した学生の記録です。患者は夫と 2 人暮らしで、仕事を持っています。術後 7 日目、状態は安定していますが、「入院したことにより、仕事や家庭などの役割中断のため、さまざまな不安や悩みを抱えているのではないか。それらを少しでも外に出せる時間がもてれば、X氏（患者）の気持ちも楽になるのでは」（表 7-7-①）と学生は考え、足浴の計画を立てました。

とてもいいところに気がつき、効果的な援助計画を立てることができました。学生と患者さんは、ま

だ人間関係を十分に築いていない時期で、患者がどのような不安を抱えているのかわかりません。足浴などの快の刺激を与える援助を行うと、患者は気持ちが解きほぐされ、不安を表出することができます。

実践・結果の欄にあるように、患者は「浦島太郎になっていくんじゃないかしら」「新聞も読んでおかなきゃ、取り残されるみたい」（表 7-7-②）と、社会と隔離されているような不安を抱いていることを吐露されています。大変よいかかわりができました。

ところが、この学生は足浴を行った結果を、評価・

表7-7

判　断	実践・結果	評価・考察
入院したことにより、仕事や家庭などの役割中断のため、さまざまな不安や悩みを抱えているのではないか。それらを少しでも外に出せる時間がもてれば、X氏の気持ちも楽になるのではと考えた。　①	（足浴） 　X氏の好みの湯の温度（41℃〜42℃くらい）に設定し、X氏持参の青りんごの香りの石けんで洗った。気持ちよさそうな表情をしている。足浴は「楽しみ」だと言ってくれた。足部は十分に温まり、実施後はホカホカしている。 　実施中の会話では、こうして病院で休んでいる間に「浦島太郎になっていくんじゃないかしら」と笑っている。入院すると社会とのつながりが薄い気がしてしまうようであった。だから「新聞も読んでおかなきゃ、取り残されるみたい」と言う。　② 「入院での数週間というのは長く感じますよね」と共感的に話を聞き、今はこうしてゆっくり休んでいるうちに徐々に回復しており、退院も近づいてきているので、焦ることはないですよと伝えた。X氏は「そうね」とうなずいていた。	足浴では、今回もX氏の好きなフットバスや、持参の香りのよい石けんを使用した。X氏は足浴が好きで、楽しみであると言ってくれた。実施中も表情が穏やかである。 　足部は十分に温まり、実施後は触れるとホカホカしていた。血流が促進され、筋の疲労も改善されたのではないか。石けんで洗浄したことにより、皮膚の汚れも除去できた。　③ 　X氏の希望や好みに合わせ、今後もこの援助を取り入れていきたい。 　実施中、X氏の現在の心境を少し聞くことができた。入院により、これまでの社会生活から離れ、こうして 1 人でいることが取り残されているような気持ちになるのだと感じた。私たちの日常の数週間と違い、病気になって入院した人の数週間というのはとても長く孤独なものなのだと感じた。共感的に話を聞き、焦ることはないということを伝えた。X氏は「そうね」とうなずいていた。　④ 　今後もX氏が抱いている思いを少しでも吐き出せるように、コミュニケーションをゆっくり図る時間をもっていきたい。

80

第7章 ◆ 実施と評価の記録

表7-8

判　断	実践・結果	評価・考察
口腔内が粘稠だと食欲が湧かないと考えた。口腔内を清潔にし、爽快感を与えると、食欲が亢進するのではないかと考えた。 　身体を起こすことによって、早期離床の一歩になると考えた。　①	患者は食事を配られたが、食欲がないと布団に潜り込んでいた。ネブライザーを15分間行った後、血圧を測定して120/66mmHgであったため、指導者に報告し、一緒にファーラー位かベッド上長座位で含嗽を行おうと考えた。指導者と廊下で食事開始をどう説明するか話し合い、患者の元へ行った。患者はベッドから起き上がろうとしていたので驚いた。座位でガーグルベースンとコップの水を使い、含嗽を行った。含嗽を行った後、お茶がほしいと言われた。その後患者は、食べてみようかなと端座位になり、お粥からゆっくり食事をし始めた。　② 　食欲がないと布団にこもっていた患者が昼食を全体の8割（主食全量、おかず7割程度）摂取した。　③	含嗽をした結果、爽快感が得られたので患者は食欲が亢進し、食事を8割食べることができたので、目標は達成できたと思う。　④

考察の欄に記述しています。「足部は十分に温まり、……皮膚の汚れも除去できた」（表7-7-③）、「これまでの社会生活から離れ、……X氏は『そうね』とうなずいていた」（表7-7-④）という箇所です。これらは、評価・考察の欄に記載しても構いませんが、その前に、結果として記録して押さえてください。学生は、まず結果を正確にみつめることが大切です。

表7-8は、援助の結果をきちんと記録しています。この学生は、甲状腺切除術を受けた患者を担当し、術後1日目、「口腔内を清潔にし、爽快感を与えると食欲が亢進する」「身体を起こすことによって、早期離床の一歩になる」と考え（表7-8-①）、ファーラー位かベッド上長座位での含嗽を計画しました。

実践の欄に記載してあるように、食欲がないと布団に潜り込んでいた患者が、座位で含嗽を行い、お茶を飲んで、ゆっくりお粥から食べ始めました（表7-8-②）。学生はその結果を、「食欲がないと布団にこもっていた患者が、昼食を全体の8割（主食全量、おかず7割程度）摂取された」（表7-8-③）と、実践・結果の欄に記録しています。

このように、まず結果を記録して、評価・考察の欄にも「含嗽をした結果、爽快感が得られたので、患者は食欲が亢進し、食事を8割食べることができた」（表7-8-④）と記載するようにしましょう。

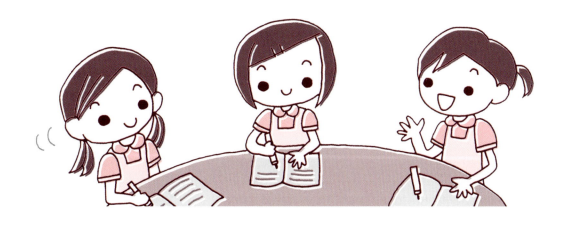

ポイント 5 援助を振り返り、次のケアにつなげよう

援助計画を詳細に記録し、ケアのイメージをつかんでいても、緊張して思いどおりに実施できないことがあります。また、当日の患者の状態によって、急遽ケアの内容が変更になることもあるでしょう。そのため、何が不足していたのか、患者にどのような影響を与えたのかを振り返り、次の日の援助につなげていくようにしましょう。

何を、どのように「気をつける」のかも記録しよう

表7-9 は、糖尿病の既往歴があり、病気に対する知識・認識不足から心筋梗塞を起こして入院になった女性（75歳）を受け持った学生の記録です。学生が受け持った時期は、入院から約20日後。冠動脈ステント植え込み治療を受け、心臓リハビリを

表7-9

実践	評価・考察
シャワー浴 ・浴室でシャワーチェアに座り、足を上げて自分で洗う。浴室へ向かうとき、ほとんどふらつきなく歩行できる。 ・入浴時間：約40分 ・洗髪もしたため、予定した時間（30分）より10分オーバーとなった。 ・チアノーゼなし ・「ちょっと苦しいです」 ・表情堅い。少し呼吸が荒くなる。　① ・「ちょっと熱かったけど、気持ちよかったです」 ・浴室を35℃に暖めていたが、湯船に湯を溜めていたのでそれ以上に室温が上がった。 ・入浴場から出て病室に戻るとき、室温に差があり、かなり涼しく感じる。 ・病室にてお茶を勧めると、いつもは断るが今日は「はい」と言い、コップ1杯（150mL）飲水。 ・SpO₂ 98%、BP130/62mmHg、呼吸苦あり 「スースー」と荒い呼吸、チアノーゼなし、胸痛なし。 ・陰部の瘙痒、疼痛の訴えはなし。	午前のバイタルでは湿性ラ音が軽度聴かれた。SpO_2 などに異常は見られないのでシャワー浴を行った。 Pt の表情、訴えから、40分のシャワー浴は Pt には負担であったと考えられる。また、浴室の温度が高く、Pt の体力を奪ってしまったと考えられる。バイタルの値に問題はなかったか、以後気をつける必要あり。　② シャワー浴では発汗が多いため、水分制限内で飲水してもらい、脱水を防ぐ必要あり。 浴室の温度（35℃）と浴室を出たときの温度（25℃）で温度差があったため、心臓に刺激を与えてしまい、負荷がかかりすぎてしまったと考えられる。 午後のバイタル測定時、左肺の湿性ラ音が増強していたのは、心負荷のかけすぎで心機能が低下し、肺うっ血によるものと考えられる。　③ 今回は洗髪をしたため時間がかかったが、シャワー浴が Pt にとって苦痛にならず、爽快感、気分転換につながるようにする。 陰部に真菌症の症状はみられず、改善したと考えられる。今後も薬がなくなるまでつけていくということで、シャワー浴や陰部洗浄後はラシミールをつける。 午後のバイタル測定の結果、呼吸音が午前より荒い以外の問題はなし。

行っている回復期です。患者には、膝の痛み、筋力低下がみられます。

この日のシャワー浴は、洗髪も行い、患者自身に身体を洗ってもらっています。「実施」の欄には、「洗髪もしたため、予定した時間（30分）より10分オーバーとなった」とあり、患者の反応は、「ちょっと苦しいです」「表情硬い。少し呼吸が荒くなる」と記録しています（表7-9-①）。

室温は35度に暖めてあり、しかも40分もかかっていますから、患者の身体には負荷がかかったと思います。「評価・考察」の欄には、「Ptの表情、訴えから、40分のシャワー浴はPtには負担であったと考えられる。……以後気をつける必要あり」（表7-9-②）と記録しています。しかし、いちばん重要な「何をどのように気をつけるのか」が不足しています。

振り返ってほしいことは、温度が高ければ、なぜ体力を消耗するのか、室温は何度に設定すればいいか、浴室の換気はどうだったか、などの点です。浴室を温めておくのはよいのですが、患者の状況を確認しながら、換気をするなどの調整が必要です。

シャワー浴の後の患者の様子も、観察できればよかったと思います。たとえば、「訪室したら眠っていた」とか、「ぐったりしていた」などの記載があ

れば、患者の疲労度を裏づけることができます。また、シャワー浴は患者に爽快感を得てもらう目的もあります。その視点も不足しています。

以上のようなことを振り返ることができると、次回から患者に爽快感を与え、負荷をかけないシャワー浴を実施できます。

もう1つ付け加えると、肺うっ血と判断した根拠が不十分です。学生は「午後のバイタル測定時、左肺の湿性ラ音が増強していたのは、……肺うっ血によるものと考えられる」（表7-9-③）と記録しています。つまりシャワー浴が心臓に負荷をかけ、その結果肺うっ血を生じたと結論づけていますがどうでしょうか。それだけでは根拠が十分ではありません。肺うっ血の症状やほかのデータも必要です。

原因を考えたうえで評価を深めよう

表7-10は、先述の表7-9と同じ患者が対象で、学生が受け持って2日目に行った歩行訓練の記録です。振り返りはどうでしょうか。

「実施」の欄には、午前中に行った1回目と午後に行った2回目の歩行訓練の様子が記録されています。このように、分けて記載すると比較できます。

表7-10

実　施	評価・考察
歩行訓練 1回目　11:15〜 ・「歩いてトイレまで行きたいから、歩くの頑張ります」 ・歩行は少しふらつきがみられるがスムーズである。 ・「息苦しくないけど、左膝が痛いです」 ・SpO₂ 98%、BP132/64mmHg 2回目　14:40〜 ・歩行中、スムーズではあるが早歩きになりがちで、呼吸が少し荒い。 ・「ちょっとしんどいです」② ・SpO₂ 93% 深呼吸をしてもらい、SpO₂ 95%に回復。 ・冷汗、チアノーゼはみられず。 ・BP130/64mmHg、P74回/分	歩行訓練に対して意欲的である。1回目の歩行訓練では異常なく終えることができた。 　2回目の歩行訓練ではB氏は焦って早く歩行したため、心負荷がかかりすぎてしまったと考えられる。　　　　　　① 　今後歩行スピードをゆっくりにしてもらい、呼吸苦が出現したら止まって深呼吸してもらう。また、ふらつきがあるため転倒転落に気をつける。次回は訓練だけでなくデイルームでお話もする。

表7-11

実　　施	評価・考察
歩行訓練 ・歩行中、息は少し荒くなるが、そのほかの異常症状はなし。 ・歩行器をしっかり持ち、身体を支える姿あり。 ・歩行後、SpO₂ 95％、P 75回／分、呼吸音の異常、チアノーゼ、冷汗なし。 ・歩行距離：棟内1周。途中、デイルームで5分間休憩。 ・デイルームで休憩してからの半周は、左膝の痛みが強く、歩行器をコントロールしにくそうであった。 ・「たまにはデイルームに来るのもいいね。呼吸は苦しくないけど、やっぱ左膝が痛いねえ。歩行器がないと怖いわ」③ ・「左膝は手術してからずっと痛いわけではないよ。トイレに行くぐらいの距離だったら足は痛くないし大丈夫ですよ。今日歩いた距離は長くもなく短くもなく、ちょうどよかった」	今回、歩いた距離は異常症状も出現せず、心負荷は適度であったと考えられる。今後は、もう少し距離を伸ばしていけるのではないかと考えられる。　　　　　　　　　　　　　　① 　しかし、左膝の痛みは強く、しっかり歩行器につかまって歩く姿などから、あまり長距離の歩行は膝の負担となり、転倒の危険がある。 　今後、膝の痛みの程度を観察し、歩行距離を伸ばす。　　　　　　　　　　　　　　　② 　また、膝の痛みが強く、歩行距離が伸びないようであれば、日中、臥床していることが多いため、座位になってお話するなど、離床時間を増やして負荷をかけていく。

「評価・考察」の欄に「2回目の歩行訓練では、B氏（患者）は焦って早く歩行したため、心負荷がかかりすぎてしまったと考えられる」（表 7-10- ①）とありますが、なぜ焦ったのかが記録されていません。焦った原因があるはずです。それを考えないと次のケアにつながりません。

また、患者が「ちょっとしんどいです」（表7-10- ②）と訴える前に、表情や歩行姿勢などから「しんどい」状況を察知し、「歩行が少し早くなっていますよ」と声かけをしなければいけません。学生は、1回目の歩行訓練が無事に終了すれば2回目も大丈夫、と楽観視しがちです。しかし、狭心症が再発したり、心不全を合併する危険性が常にあります。気を緩めないように注意しましょう。

表 7-11 は、受け持って5日目に行った歩行訓練の記録です。「今後は、もう少し距離を伸ばしていけるのではないかと考えられる」（表 7-11- ①）と判断している点と、「膝の痛みの程度を観察し、歩行距離を伸ばす」（表 7-11- ②）と判断基準を膝の痛みにおいている点はよくできています。

ただ、歩行距離を伸ばすだけではなく、訓練回数を増やす方法もあります。患者の日常の運動量や退院後の生活も考慮し、距離をどれくらい伸ばすのか、訓練回数をどの程度増やすのかを判断できれば、さらによいでしょう。

また、患者の「歩行器がないと怖いわ」という訴えから（表 7-11- ③）、行動に移すための筋力強化を行動計画にあげて、退院後も続けられるように説明しておきましょう。握力や踏み込む力は、日常生活のなかでも鍛えられます。

第7章 ◆ 実施と評価の記録

ポイント 6 振り返りができるように、リアルに記録しよう

　毎日のケアの実施記録では、行動の目的および患者にとっての留意点を明確に表記すること、そして行動の内容や患者さんの状態を細かいところまで記録することが大切です。行動の目的を表記するのは、自分が行うケアを意味づけ、方向性を見失わないようにするためです。また、詳細を記録するのは、自分のケアを振り返るためです。

　表7-12の毎日の実施記録には、環境整備の目的が明確に書かれています。また、「ベッド周辺を整備することにより、患者さんに気持ちよく入院生活を送ってもらえるようにする」という一般的な目的にとどまらず、「患者の状態（顔色など）を観察する。……長期入院患者の気分転換を図る」（表7-12-①）

というように、患者に応じた目的が記録されている点もいいです。

　この学生は、患者とのやり取りを細かく、かつリアルに記録しています。「『おはようございます。ベッドのまわりを拭かせてもらいます』……」（表7-12-②）という部分です。患者と同じ視線で見ることは大切なことですし、学生はよいかかわりができたと思います。欲を言えば、「コミュニケーションがとりやすくなったのでよかった」（表7-12-③）で終わらせず、空しか見えない患者さんに何ができるかを考え、次の計画につながればなおよかったと思います。

表7-12 ①

月日	実　施	評　価
●月▲日	環境整備　AM 9:00 ・目的 患者の生活の場であるベッド、ベッド周辺を整備することにより、患者に気持ちよく入院生活を送ってもらえるようにする。 また、患者の状態（顔色など）を観察する。ベッド周辺の歩行の妨げになる物品も整備し、転倒の防止に努める。長期入院患者の気分転換を図る。① ・方法 清拭室にて、上用・下用のバケツと雑巾を用意し、各部屋を整備する。下用はベッド柵やベッドの周囲、上用は床頭台とテーブルを拭いた。 ・留意点 ほこりを立てないように行う。物を動かすときは患者の承諾を得てから行う。	

85

表7-12 ②

月日	実　施	評　価
●月▲日	・結果 「おはようございます。ベッドのまわりを拭かせてもらいます」と入室すると、ほとんどの方が「はい、お願いします」と返事が返ってきた。「ここ2、3日変なお天気が続いてますね」と声をかけながら整備し、受け持ち患者さん以外とも少しコミュニケーションがとれた。 「窓から見える外の景色きれいですね。でもお天気があまりよくなくて今日は残念ですね」というと、「そやね」と言われた。 　この方は自分で起き上がることができない患者さんだったので、患者さんのベッドの高さにしゃがみ、「ベッドからは空しか見えないですね」と言うと、「あんた、患者と同じ目線で見るなんて、なかなかできそうでできないことやのに。えらいね」と言ってくださった。　②	自然な声かけから他の患者さんとのコミュニケーションがとれた。 　患者さんと目線を合わすことは患者さんにとっては自分と同じ景色や環境を感じてもらえ、コミュニケーションがとりやすくなったのでよかった。③

ポイント7 教員のコメントに応え、実習を深めよう

　毎日提出する実習記録は、教員がコメントを書き込んだら、できるだけその日の内に学生に返すようにしている学校が多いことでしょう。それは、教員のアドバイスをすぐに実習に生かしてほしいという理由からです。

　学生のなかには、交換日記のように、教員のコメントに対して返事を書き込んでくる人がいます。

　表7-13は、結腸癌の患者に、手術当日、術後の観察という援助項目をあげた学生の記録です。バイタルサインやドレーン排液などの観察を実施し（表7-13-①）、「評価・考察」の欄に「表にすればもっとわかりやすいのではないかと感じた」（表7-13-

②）と記録しています。教員は、患者さんの状態の変化をとらえるために、「経時的に観察したことを、観察の視点ごとに整理し直さないと状態の変化がわからないのでは？」とコメントを書きました。すると、さっそく表を作成し、実習に役立てました（表7-13-③）。

　また、術後2日目にはバイタルサインの測定や経過観察を援助項目にあげ、「疼痛の程度は昨日より増しているが……我慢しないように声かけをしていきたい」（表7-14-①）と評価・考察しています。しかし、なぜ疼痛を我慢してはいけないのかが記録されていません。「なぜ我慢がいけないの？」とい

第7章 ◆ 実施と評価の記録

表7-13

実践・結果	評価・考察
1回目　13:45 呼吸：8回/分　リズム整 胸郭運動良好 SaO_2：100% チアノーゼなし 手足触れたが、四肢冷感なし 体温：36.6度 血圧：143/76mmHg 脈拍：56回/分　リズム整 尿量：60mL　淡黄色 ドレーン排液：45mL　淡血性　凝結なし 胃チューブからの排出なし 意識状態：「○○さん」と呼名すると首を 動かし応えようとする。目や口の動きあり。 浅く眠っているような状態。　　　　　　①	術直後の観察は、時間的にかぎられたなかで実施することが求められると事前に学んだ。無駄なく確実に実施するにはどうすればよいか考え、観察リストを作成してみた。それにより、何をどう観察すればよいか、忘れることもなく実施することができた。しかし表にすればもっとわかりやすいのではないかと感じた。② 教員のコメント：経時的に観察したことを観察の視点ごとに整理し直さないと「状態の変化」が分からないのでは？ コメントに対する学生の書き込み 熱計表を活用したり、マス目を活用した記入方法など、考えてみたいです。

コメント（表7-13右下）

	午前	午後
呼吸		
脈拍		
血圧		

→作成することができました。
・記入が楽です
・時間短縮ができました
・経時的に比較することができます　　③

表7-14

評価・考察

　X氏は術後の吸収熱のために平熱〜微熱が持続している。3日目までは持続する可能性があるので今後も経過を観察する。

　腸の蠕動運動音は微弱であり、排ガスもまだないので、確認できるまで観察を続ける。3日目以降にも排ガスがない場合には術後イレウスなどの合併症も考えられるので、今後は1日1回熱気浴を行い、蠕動を促していきたい。

　疼痛の程度は昨日より増しているが、活動が増えたのでその影響も考えられる。今後も観察を続け、我慢しないように声かけしていきたい。　　①

教員のコメント：なぜ我慢がいけないの？

コメントに対する学生の書き込み

　痛みを我慢することは、血圧の上昇や心拍数の増加、呼吸回数の増加など、交感神経優位の症状を起こし、身体への負担が増す。

　あるいは、ときには循環動態に大きな変化をもたらしショックに陥ることもあるので自制外であれば鎮静薬を使うことが望ましい。

　痛みは精神活動の低下や身体活動の妨げになることもある。　　②

教員のコメント：OK

87

うコメントに対し、学生は「痛みを我慢することは、血圧の上昇や心拍数の増加、……痛みは精神活動の低下や身体活動の妨げになることもある」、と答えています（表 7 -14- ②）。これで痛みを我慢してはいけない根拠が明らかになり、観察点が具体的になるのです。

このように教員のコメントに答えていくと、実習が深まり、もし方向性が間違っていても軌道修正することができます。皆さんの実習記録にも取り入れてみてください。

> **コラム**
>
> **実習中のメモは捨てずに、記録に活用しよう**
>
> 　文章を書くことや整理することが苦手な学生は、最初はうまくまとめようと考えず、思いどおりに書いてみましょう。それから、何を書きたいのかというポイントを考えて整理していくといいでしょう。小さな関連図を書いてみるのも一つの方法です。
>
> 　また、実習中にとったメモは、捨てずに活用しましょう。それを関連する項目ごとに分類し、整理していくと、文章をまとめやすくなります。

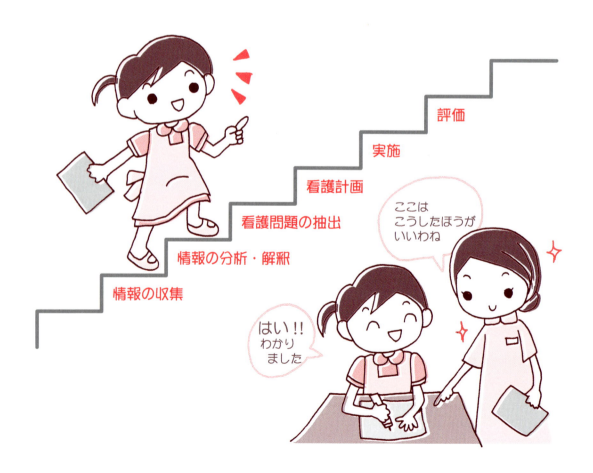

第8章

小児看護学実習
の記録

はじめの一歩

会話をとおして得た情報を援助に生かそう

小児看護学実習では、看護過程の第一歩である情報収集からつまずくことが多いようです。しかし、会話をとおして、患児と家族の個別性を見いだすことができれば、個別的なプランを立案し、効果的な援助を実施することができます。

情報収集から患児と家族の個別性を見いだし、それを援助に生かしていきましょう。

学生は日頃、子どもと接することがほとんどあり

ません。そこで、まずは保育所実習で、子どもとのコミュニケーションのとり方や、健康な子どもの成長・発達段階を学びます。

次に、小児病棟実習に入り、看護過程を展開させます。看護過程の第一歩は情報収集ですが、小児看護の場合、患児はもちろんのこと、母親や家族からの情報収集も必要です。なぜなら、母親や家族への援助も欠かせないからです。

ポイント 1 情報収集の段階で患児・家族の個別性を見いだそう

情報収集を行うときのポイントは、患児や母親・家族の個別性をみることです。「患者さんのニードに沿った看護展開を」とよく言われますが、小児看護学でも、患児や家族のニードに沿った看護の提供が必要です。そのためには、情報収集の段階から患児と家族の個別性を見いだしておくことが大切です。

ところが、学生は受け持ち患児や母親からの情報収集が苦手です。保育所実習で子どもとの接し方を学んでいるものの、会話のなかからうまく情報を得ることができず、カルテに書いてあることを写すだけ、という学生が多いように思います。

たとえば、カルテには「麻疹は終わっている」と書いてあっても、それを母親に確認できなかったり、患児が自分の病気のことをどの程度理解しているの

かを聞くこともできません。また、患児の主な養育者を知りたいと思えば、「誰がいちばんお世話してくれているの?」というように聞けばいいのですが、その聞き方がわからないようです。

成人や老年の患者さんは、学生に協力しようと自分から話をしてくれます。でも、子どもはそうはいきませんから、学生から積極的にかかわっていくことが必要です。言葉にできない患児もいるので、行動や表情をよく観察しなければなりません。

情報収集の段階で患児や母親、家族の個別性を見いだすことができれば、個別的な援助プランを立案し、効果的なケアを提供できます。それだけに、情報収集は大切なのです。

第 8 章 ◆ 小児看護学自習の記録

家族への援助も考えて情報を収集しよう

学生Aさんは、全身型若年性関節リウマチで入院している1歳のX君を受け持ちました。表8-1は、受け持ち患児の情報を記録した用紙です。
ここには、「基本的欲求に影響を及ぼす事柄」のほか、「現在の主訴・診断名」「既往歴」「現病歴」などを記録するようになっています。「基本的欲求に影響を及ぼす事柄」の項目には、愛称、性別、生年月日、性格、家族構成と同居家族、主な養育者、1日の過ごし方などを記録します。

Aさんは、X君や家族の個別性をよく記録できています。1つは、「援助のときはどうしても泣いてしまう」（表8-1-①）という部分です。X君の性格だけに終わらず、援助のときの様子も観察できているので、実施の仕方が工夫できます。

もう1つは家族構成です。「母子同室で過ごしており、個室である。入院中の最も身近な援助者は母親で、……その間、母親は実家のほうに戻っている」（表8-1-②）と記録しています。このような内容はカルテには書いていません。母親は毎日付き添っているのか、また、母親がいない間、家族はどのように過ごしているのか、という情報を得ることができれば、家族の誰に援助が必要かがわかります。

また、Aさんは「手で持って自分で食べようとする」「日頃はベッド上に座って、テレビを見たりおもちゃで遊んでいる。動き回ることはない。喃語や目をパチパチさせて反応する」（表8-1-③、④）と記録しており、X君をよく観察できています。

患児の個別性をつかむために、「受け持ち患児の日常生活」という記録用紙に、一般的な成長・発達の特性と受け持ち患児の状況を、「食事・栄養」「排泄」「清潔・衣生活」「コミュニケーション（社会性・言語）」など10項目に分けて記録させています。

一般的な成長・発達の特性は、参考文献を基に記録できますが、受け持ち患児の状況は、情報収集や観察がしっかりできていなければ記録できません。Aさんは、X君をよく観察できているので、この用

表8-1 受け持ち患児の情報

基本的欲求に影響を及ぼす事柄
※愛称、生年月日・性格・家族構成と同居家族・主な養育者・1日の過ごし方など
愛称：X君　男
平成27年○月○日生まれ　1歳

1. 性格は人見知りをしなくて誰とでもニコニコと笑う。援助のときはどうしても泣いてしまう。①
2. 母子同室で過ごしており、個室である。入院中の最も身近な援助者は母親で、家族の援助者は父親と母方の祖母である。父親は毎週土、日は××から面会に来て泊まっている。その間、母親は実家のほうに戻っている。②
3. 入院前は毎日洗髪、入浴、更衣を行っていた。今は、清拭・更衣は毎日行っているが、入浴は不可で洗髪も熱のないときに行っている。
4. 中期離乳食（きざみOK）、ミルクは160mL×5回、食事はあまり食べられていない。手で持って自分で食べようとする。③
5. 排尿5〜7回/日、排便5〜7回/日。下痢便である。ロタウイルス検出。
6. 日頃はベッド上に座って、テレビを見たり、おもちゃで遊んでいる。動き回ることはない。喃語や目をパチパチさせて反応する。④
7. 柵は必ずしてある。
8. 点滴をしていたが、漏液があり、今は抜去中である。
9. 関節痛や発熱、腫脹、熱感は関節部にはみられていない。リウマトイド疹は体幹に軽度みられ、発熱があると著明に現れる。
10. 発熱があるときでも睡眠はしっかり取れている（昼、夜）。
11. 両親との3人暮らし

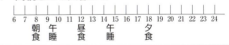

紙の記録も優れています（表8-2）。
とくに「コミュニケーション」の項目の「人見知りはほとんどせず、いつもニコニコと笑って対応をしてくれる。……何かをされるときはすぐにわかるようで、泣いてしまう」（表8-2-①）、「遊び・学習」の項目の「自分の持っているおもちゃがないと探したり泣いたりして、記憶力が目立ってきている。……

表8-2　受け持ち患児の日常生活

観察項目	一般的な成長・発達の特性	受け持ち患児は健康時どのようだったか／病気に伴う状況が患児にどのような影響を与えているか	標準と比較してどうか
コミュニケーション（社会性・言語）	人見知りをするようになる。自分の周囲にいつもいる人々の顔を覚え、見慣れない人の顔と区別するようになる。喃語を話すか、徐々に大人の声を聞いて、それを模倣するようになる。周囲の人の注意を引きつけようとする。	人見知りはほとんどせず、いつもニコニコと笑って対応してくれる。コミュニケーションを図るときも「あーあー」と言うと、同じように応えてくれるし、目をパチパチさせたりと、いろいろなことを見せてくれる。いつもは泣いたりしないのだけど、何かをされるときはすぐにわかるようで、泣いてしまう。　① （略）	人見知りはしないが、母親とそれ以外の大人は区別ができている。
遊び・学習	おもちゃを見せていて急にそれを隠すと探す、というように記憶力が目立っている。広い範囲からの音を聞き分ける。受容遊び、紙芝居やテレビ、お話などを見聞きすることで文字を覚えたり、いろいろな知識を得たり、また、生活していくうえでのさまざまなルールを身につけていく。見るものを何でも手にとって遊ぶようになる。	自分の持っているおもちゃがないと探したり泣いたりして、記憶力が目立ってきている。だから部屋に入るときも、私やスタッフが何も持たずに入ると、機嫌よく迎え入れてくれるが、バイタルや清拭を行うときに血圧計や蒸しタオルを持っていくと何かされるとわかるらしく、ベッドに横になっただけで泣いてしまう。遊びは、音の出るものをより興味を持って遊んだり、何でも口に持っていっておもちゃを確かめようとしている。テレビや歌、お話をすると、じーっと見て興味津々に聞いている。　② ベッド上でほとんど過ごし、遊んでいる。	徐々に言葉を覚えるようになってきているので音に反応するし、テレビやお話も興味深そうに聞いて見ている。10か月程だと何でも口に持っていこうとするが、X君もやっぱりそうで手に持ったものは口に持っていこうとする。

テレビや歌、お話をすると、じーっと見て興味津々に聞いている」（表8-2-②）という部分は、大変よいです。

　一般的な成長・発達の特性も、「人見知り」や「記憶力」など、X君の日常生活と関連づけて記録している点がよいと思います。

いろいろな場面をよく観察し具体的に記録しよう

　学生Bさんは、突発性血小板減少性紫斑病で入院している3歳のYちゃんを受け持っています。

　表8-3は、Bさんの「受け持ち患児の情報」です。「基本的欲求に影響を及ぼす事柄」の項目では、家族構成の情報が不足しています（表8-3-①）。Yちゃんにはお兄さんと妹がいます。母親が面会に来ている間、兄と妹の面倒は誰が見ているのか、ど

表8-3　受け持ち患児の情報

基本的欲求に影響を及ぼす事柄

※愛称、生年月日・性格・家族構成と同居家族・主な養育者・1日の過ごし方など

1　愛称：Yちゃん
2　性別：女
3　生年月日：平成26年○月○日
4　年齢：3歳
5　性格：おとなしい、人見知りをする
6　家族構成：両親と兄、妹　①
7　主な療育者　母親
8　一日の過ごし方

```
 6 7  8  9 10 11 12 13 14 15 16 17 18 19 20 21 22 23 24
起保                          帰  夕  入 就
床育                          宅  食  浴 寝
  所
```

9　洗髪・入浴は毎日実施（父、母に入れてもらう）
10　食事1日3回、食欲：良

第8章 ◆ 小児看護学自習の記録

表8-4 受け持ち患児の日常生活

観察項目	一般的な成長・発達の特性	受け持ち患児は健康時どのようだったか／病気に伴う状況が患児にどのような影響を与えているか	標準と比較してどうか
排泄	排尿：500～600mL / 日 　パンツを脱がせると1人でトイレに行き、排泄する。 不感蒸泄量：100mL/Kg/ 日	排尿の際、血尿は認められていない。 安静度もフリーになっているため、自分がトイレに行きたいときには自由に行くことができる。尿意があるときには自分で訴えることができ、ズボン、下着を脱がせると1人で排泄でき、紙を渡すと、自分で拭くこともできるため、着脱の介助は必要であるが、排泄にはとくに問題はなく今後もトイレットトレーニングを続けていく必要がある。　①	おまるでパンツを脱がせると1人で排泄できる。自分で拭くことができる。排泄後、自分から手洗いを進んで行う。
コミュニケーション（社会性・言語）	言語の数が増えている（1500語くらい） 　自我の芽生えと反抗期（2～4歳） 　積極的に友達をほしがるようになる。 　子ども同士で遊ぶようになる。	病気によって入院し、家族ではない、見知らぬ人が大勢いるなかで生活しなければならず、人見知りも強いため、慣れていない人に接する機会が多いことで恐怖心が芽生え、ストレスがたまると考えられる。　②	人見知りが強い。自分からの発語は少ない。　③
家族関係	社会生活に必要な習慣を身につけ、次第に母親から独立していく。	（略） 母親は足に障害があり、自分で介助があまりできないため、子どもがちゃんと生活できているかが不安になる。また、家とは違う環境で自分が子どもに対して援助や手助けができるだろうか、という不安がある。全く違う家庭環境で育ってきて、自立度も異なっている子どもと一緒に生活することで、自分の子どもが周囲の子どもに影響されて今まで自分で行えてきたことが行えないのではないか、という不安が生じる。家庭で行ってきたしつけを病院では思うように行えないので、しつけをしっかり行えないことで心配が生じる。　④	母親はほぼ毎日面会に来る。母親が来ると患児はうれしそうにしている。　⑤

のように過ごしているのかも記録してほしいと思います。その情報があれば、家族の誰に援助が必要かがわかります。

表8-4「受け持ち患児の日常生活」の「排泄」の項目では、「安静度もフリーになっているため、自分がトイレへ行きたいときには自由に行くことができる。……今後もトイレットトレーニングを続けていく必要がある」（表8-4-①）というように、よく観察できています。

ところが、「コミュニケーション」の項目は、観察が不十分で、Yちゃんの個別性があまり記録されていません。「病気によって入院し、……恐怖心が芽生え、ストレスがたまると考えられる」（表8-4-②）という部分は、どういうときに怖がっているのか、何が怖くて、何が怖くないのかも記録しましょう。「標準と比較してどうか」の項目も、「人見知りが強い。自分からの発語は少ない」（表8-4-③）としか書いていません。誰に対して人見知りや発語をするのかを観察していれば、どう働きかければいいかがわかります。

93

「家族関係」の項目は、「母親は足に障害があり、……しつけをしっかり行えないことで心配が生じる」（表 8-4-④）というように、母親についてはよく記録できています。しかし、「母親はほぼ毎日面会に来る。母親が来ると患児はうれしそうにして

いる」という部分は（表 8-4-⑤）、具体的に、母親とどんな話や遊びをしているのか、動きにどのような変化があるか、母親の表情はどうか、などを観察して記録すると、患児の理解が一層深まると思います。

ポイント 2 患児と家族の個別性をプランに生かそう

情報収集の次は、看護問題の抽出→プランの立案→実施→評価・修正です。情報収集や観察から得た患児と家族の個別性をプランに活用できれば、効果的な援助が実施できます。情報を活用できない学生

が多いのですが、AさんとBさんは生かせています。

Bさんは、「入院や疾病の処置や治療に対する不安がある」を看護問題にあげ、Yちゃんと母親の不安を軽減するプランを立てています。そのなかの「母

表8-5 看護計画立案シート

【看護目標】病状が安定、改善し、退院を迎えることができる。	【看護上の問題】入院や疾病の処置や治療に対する不安がある。
	【解決目標】処置や治療に対する不安が軽減できる。

解決策	実施状況	評価・修正
OP（略） CP ①処置や回診などのときは、そばに付き添い、手を握ったり、身体に触れて安心感を与える。 ②処置や回診などが終了した際には、「よく頑張ったね」と声をかけ、ほめる。 ③母親が面会に来た際には、患児が1日をどのように過ごしているかを伝え、入院生活の状態を知ることで安心感を得てもらう。　① ④母親に、現在何か心配なこと、不安なことはないかを尋ね、訴えを聞く。また、しつけの面で何か要望があったらそれも聞き、できるだけ母親の要望に沿ったしつけを行い、しつけを行えないことによる不安を解消する。　② EP（略）	2/25 　今日は母親が面会に来た。「今日1日どんなふうに過ごしてるかなって心配しています」と言っていたので、「今日はこんなことをした」と説明した。「子どもが入院することで、今まで1人でできていたことができなくなっている。あまり自分の気持ちを口で言わないようになってきている。自分の言いたいことはちゃんと言うようにしないと、退院して保育所に行ったときに、本人が困るのではないか」というように訴えており、入院によって患児の自立度や積極性が変化することに不安、心配を感じていた。　③	2/25 　母親は患児からの発語がなくなってきていることに不安を感じているため、患児に自分の気持ちを言葉で表現するように促していく必要がある。私から患児の生活を説明するのではなく、患児本人から、自分が1日どのように過ごしたかを母親に説明することで、母親は安心感を得られる。　④ EP 追加 ③患児に自分がどのように過ごしたかを母親に自分で伝えるように促す。 ④何かしてほしいとき、言いたいことがあるときは、言葉に出して言うように伝える。　⑤ 2/27（略）

94

第8章◆小児看護学自習の記録

親が面会に来た際には……安心感を得てもらう」（**表8-5-①**）、「母親に、現在何か心配なこと、不安なことはないかを尋ね、……不安を解消する」（**表8-5-②**）というプランは、母親がYちゃんの入院生活に不安をもっている、という情報がもとになっています。

そして、Bさんは、母親にYちゃんの1日の過ごし方を伝えた状況を、「今日は母親が面会に来た。……入院によって患児の自立度や積極性が変化することに不安、心配を感じていた」と記録し（**表8-5-③**）、「母親は患児からの発語がなくなってきていることに不安を感じているため、……母親は安

表8-6 看護計画立案シート

【看護目標】異常の早期発見を行うことで症状を悪化させることなく入院生活を送り、退院を迎えることができる。	【看護上の問題】ステロイド・免疫抑制薬使用による抵抗力の減少、それに伴う感染の危険。
	【解決目標】母親が感染予防について理解し、患児が不安を感じないようにする。また感染を起こさないようにできる。

解決策	実施状況	評価・修正
O-P（略） C-P ①全身清拭（蒸しタオル）：母親にあやしてもらいながら清拭を行っていく。① 背部以外は仰臥位の姿勢で拭いて、母親に抱いてもらい背部を拭く。先に衣服を上肢だけ着て、最後に殿部、陰部の清拭をし、オムツ交換をして衣服を着せる。窓が開いていたら寒さを感じるので、閉める。室温は24〜25℃あるか確かめる。 ②殿部浴：ベビーバスを用いて、殿部がつかるまで湯を入れて行う。服が濡れないように胸のあたりでしっかりと固定し、袖も濡れないようにまくっておく。嫌がって泣くことが多いので、おもちゃを湯に浮かばせて、それに気をそらせ、その間に行うようにする。② 母親に抱いてもらい、強くこすらないよう洗っていく。沐浴剤または石けんを使用する。 ③環境整備のときにはしっかりと換気をする。 ④援助後は、ベッド柵を上げるのを忘れない。しっかりと上げる。 ⑤洗髪 　洗面所で母親に抱いてもらい、仰臥位の姿勢を取り、洗っていく。母親や患児に苦痛がないよう、患児の背部の所に安楽枕を入れる。ケープ・タオルを首に巻き、手際よく短時間で行う。 E-P ①母親に自己の健康管理には十分注意するよう指導する。 ②母親がトイレに行った後、外から帰ってきたときは手洗いをしっかりとし、入室の際には速乾性擦式アルコール消毒剤を使用するよう説明する。 ③おもちゃが床に落ちてしまったら、消毒して使うように説明する。 ④患児が何か食べるときには、母親の手の清潔を保つだけでなく、患児も手にとって食べたりするので、食前・食後には手を拭くように言う。④ ⑤何かわからないことや困ったことがあれば訴えるように説明する。	2/20 　入浴ができるようになった。5か月ぶりの入浴で母親はとても喜んでいた。清拭を嫌がるので、入浴も嫌がるだろうということで、できるだけ慣れるように、浴槽に浮かぶおもちゃを入れて遊ばせる。最初は母親と入っていて、先に患児を入れてしまってから母親が入浴している間、一緒に遊んでいた。 2/21 　発熱あり。母親からの希望もあり、入浴でなく清拭を行った。今日は母親に拭いてもらい、衣服の着脱やタオルの受け渡しなどの介助を行った。すると、患児も泣くことなく援助を受けることができていたし、③ 　やはり母親も自分が行っているということで、何かができるという思いから表情が明るくなっていた。 （略）	2/20 　入浴できるようになったのでC-Pに⑥入浴介助を追加する。①、②、⑤は、患児の体調などで入浴できないこともあるので、その際に実施していく。 　母親だけでなく看護者側も、援助前やかかわるときには手指の消毒に注意する。 2/21 　C-P①は主に母親に清拭を行ってもらい、こちらが泣かないようにあやしたり、手際よく進むように介助を行っていく。その他のプランはそのまま続行。 （略）

95

心感を得られる」と評価できています(表8-5-④)。プランを追加し(表8-5-⑤)、次の援助につなげている点もいいと思います。

表8-6は、Aさんの「看護計画立案シート」です。Aさんは、看護問題を「ステロイド・免疫抑制薬使用による抵抗力の減少、それに伴う感染の危険」とし、全身清拭と殿部浴を計画しました。その際、X君は援助のときには泣いてしまう、という情報を得ていることから、「母親にあやしてもらいながら清拭を行っていく」(表8-6-①)、「嫌がって泣くことが多いので、湯におもちゃを浮かばせて、それに気をそらせ、その間に行うようにする」(表8-6-②)とX君を泣かせないための工夫を考えています。実施状況にある「今日は母親に拭いてもらい、……患児も泣くことなく援助を受けることができた」という部分も、情報を生かせています(表8-6-③)。

また、X君は手で持って自分で食べようとする、という情報を活用し、「患児が何か食べるときには、……食前・食後には手を拭くように言う」というプランを立てることができています(表8-6-④)。

皆さんも、患児や家族の個別性をつかむように心がけ、それを援助に生かしていってください。

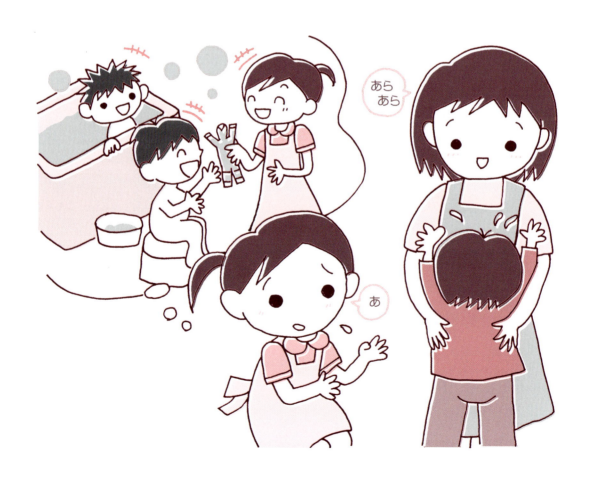

第9章

精神看護学実習の記録

はじめの一歩
患者とのかかわりを記録で振り返ろう

精神看護学実習は、学生が最も苦手とする実習ではないでしょうか。精神疾患に対する偏見はもっていなくても、「何となく怖い」という間違った先入観をもっていたり、どのように接したらいいのかわからないからだと思います。そのため、病棟での実習に入る前に、精神障害者が働く作業所を見学している学校もあります。

しかし、病棟実習に移ると、患者と人間関係をうまく築くことができず、情報収集で苦労する学生が少なくありません。精神疾患の患者は、人間関係を形成するのが苦手である、という側面もありますが、学生は間違った先入観をまず捨てましょう。そして、

プロセスレコードをとってみるといいでしょう。場面を振り返って自分の傾向を知ることが、人間関係の形成に役立つからです。

患者の精神面ばかりでなく、セルフケア行動に目を向けることも大切です。とくに、食事と排泄は生命にかかわることだけに、重要な観察項目です。また、セルフケア行動の改善が自我の改善、社会復帰へとつながります。

患者と人間関係を築きながら情報を収集し、セルフケア行動の観察と、働きかけに重点を置いて記録しましょう。

ポイント 1 人間関係の形成に、プロセスレコードを活用しよう

精神疾患の患者の場合、看護過程の第一歩である情報収集が、ほかの疾患の患者に比べて難しい面があります。なぜなら、精神疾患の患者は、環境の変化に適応しにくい、他者との出会いが対峙関係に始まる、などの特徴があり、人間関係を形成するのが苦手だからです。一方、学生の側にも、精神疾患の患者は何となく怖い、というような間違った先入観があり、患者との人間関係を形成しにくくしています。

人間関係を築くうえで大切なことは、自分の陥り

がちな傾向を知り、よくない点を直すことです。そのためにプロセスレコードを活用しましょう。

目的は、場面を振り返ってかかわり方を考えること

プロセスレコードの記録用紙は、「プロセスレコードをとった理由・目的」「看護場面」「対象の反応・言動」「学生が思ったこと・感じたこと」「学生の言動」「考察」の項目に分かれています。

第9章 ◆ 精神看護学実習の記録

表9-1 Aさんのプロセスレコード

患者氏名：●▼■◎
プロセスレコードをとった理由・目的：患者の気持ちに共感できたコミュニケーションを振り返る。ⓐ
看護場面：他科受診からの帰室時ⓑ （患者は受診先の医師へ質問して返答してもらえたので、安心している）

対象の反応・言動	学生が思ったこと・感じたこと	学生の言動	考察
		1「お疲れ様でした」ⓖ 笑顔で。ⓕ ベッドサイドに立っている。	**1** このひと言が後の患者の言葉を引き出すきっかけになり、患者の感情表出につながったのではないかと考える。ⓘ
2 ベッドに座ろうとしながら「いやぁ～、よかった。もうこれで大丈夫や」ⓗ 満面の笑み。すごくホッとした表情ⓒ	**3** すごい安心してはるなあ。よっぽど心配してたんやなあ。ⓙ	**4**「よかったですね。質問もできましたしね」笑顔で。ⓚ	**4**「質問できた」という患者の思いを言語化することにつながっていると考える。ⓛ
5「そう。よかったわあ」うれしそうな表情ⓓ	**6** ほんま、うれしそうやなあ。	**7**「午前中に終わってよかったですね」	**7** 患者の心配事が午前中に解決できたことを患者とともに喜び、また患者の気持ちに共感することにつながっていると考える。
8「うん。これで今日の仕事はしまいや」満足げな表情ⓔ	**9** Hさんにとっては大きな出来事だったんだなあ。	**10**「そうですね」笑顔。	**10** Hさんにとってこの出来事が大きなことであったと気づき、そのことを共感する発言である。

プロセスレコードは、その場面を振り返って、自分のかかわりが適切だったかどうかを考えるためにとります。したがって、「理由・目的」の項目に記入する内容も、それに沿ったものになります。

学生Aさんは、「患者の気持ちに共感できたコミュニケーションを振り返る」（表 9-1-ⓐ）、学生Bさんは、「妄想に対する対応を考えるため」（表 9-2-ⓐ）と適切に記入できています。表 9-3 もBさんの記録ですが、「患者への受け答えについて考え直すため」（表 9-3-ⓐ）というだけでは不十分です。そう思った理由を書いてください。「どうしてそのように思ったの？」という私のコメントに対してBさんは、「動揺して、きちんと受け答えできていなかったと思ったので」と付け加えました。

学生のなかには、「理由・目的」の項目に「患者さんの気持ちや心理を理解するため」と記入している人がいます。しかし、それは適切ではありません。目的を取り違えると、ほかの項目にも正しく記入することができません。まず、目的をしっかり押さえておきましょう。

「看護場面」の項目には、患者に対応していたときの状況を具体的に記入します。患者が話しやすい、あるいは気持ちを表出しやすい状況にあったかどうか、ということに視点を向けるためです。

Aさんの「他科受診からの帰室時」（表 9-1-ⓑ）、Bさんの「自己紹介させてもらった直後、ホールにて」（表 9-2-ⓑ）という記録では、状況が不足しています。患者は病室やホールのどこにいたのか、

99

立っていたのか座っていたのか。また学生とはどのような位置関係だったのかも記入する必要があります。「患者はベッドで座っており、私はベッドサイドにしゃがんで話している」（表9-3-ⓑ）というBさんのもう1つの記録は、具体的に記録できています。

自分の言動が適切だったかを考察する

「対象の反応・言動」「学生の言動」の項目には、非言語的な描写も忘れないことがポイントです。たとえば、声の調子、視線、表情、動作などです。

AさんとBさんは、それらを記入できています。「満面の笑み。すごくホッとした表情」「うれしそうな表情」「満足げな表情」「笑顔で」（表9-1-ⓒ、ⓓ、ⓔ、ⓕ）、「頭を抱えて目をつぶっている」「上着をめくっておなかを見せながら」（表9-2-ⓒ、ⓓ）、「顔を少し上げて」「胸のあたりに手を置いて」（表9-3-ⓒ、ⓓ）という部分です。このように、表情や動作を記録することで、そのときの場面をより鮮明に振り返ることができます。

患者の言動や反応によって、学生は悪い感情をもつこともあると思いますが、「学生が思ったこと・感じたこと」には、陰性の感情も正直に書きます。また、「学生が思ったこと・感じたこと」から、「学生の言動」が現れるのですから、この2つは一連の流れになっていなければなりません。そして、「考察」には、自分の言動が適切だったかどうかを記入します。学生は、考察に患者の状態のアセスメントを記入する、という間違いをおかしやすいので気をつけてください。

Aさんの記録（表9-1）をみてみましょう。患者は、退院に向けて外泊の練習をしている最中です。他科を受診し、医師が質問に答えてくれたので安心したようです。病室に戻ってきたところの患者に、学生が「お疲れ様でした」と笑顔で声をかけ（表9-1-ⓖ）、それに対して患者が、「いやぁ～、よかった。もうこれで大丈夫や」と満面の笑みを浮かべて

答えています（表9-1-ⓗ）。Aさんは、最初の言動を、「このひと言が後の患者の言葉を引き出すきっかけになり、患者の感情表出につながった」（表9-1-ⓘ）と、よく考察できています。

次にある「すごい安心してはる。よっぽど心配してたんやなあ」という学生の思いと、「よかったですね。質問もできましたしね」という言動（表9-1-ⓙ、ⓚ）は、1つの流れになっていて、患者の心の状態に合った言葉かけになっています。こうした言葉は、何気なく言うこともあります。しかし、Bさんは、「『質問できた』という患者の思いを言語化することにつながっていると考える」（表9-1-ⓛ）と考察に記入しており、言語化の意味づけができています。

妄想は否定も肯定もせず患者の心の状態に共感する

Bさんのプロセスレコードは、表9-2、表9-3ともに、統合失調症で妄想がある患者が対象です。表9-2では、「ヘビがいるからしんどいねん」「おなかも膨れてるねん。胃が気持ち悪い」（表9-2-ⓔ）という患者の言葉に対し、Bさんは「便は出たのかなあ」（表9-2-ⓕ）と思い、「本当ですね。今日はおトイレのほうは行かれましたか」（表9-2-ⓖ）と言葉を返しています。身体的側面に目を向けることはいいのですが、それに加えて、患者の「しんどさ」も感じ取ってほしいと思います。Bさんは、「おなかが膨れているのは便秘のせいかもと……共感できなかった」（表9-2-ⓗ）と考察の欄に記入し、振り返ることができています。

妄想は否定も肯定もせず、たとえばヘビがおなかにいることで患者はどうなのか、という点に共感することが大切です。次の「（おなかが）そんなに張ってたら、しんどいですよね」（表9-2-ⓘ）という言葉は、患者さんの「しんどい」という気持ちに共感できています。「張っていてしんどいという気持ちは共感することができたと思う」（表9-2-ⓙ）と考察もできているのでいいですね。

第9章 ◆ 精神看護学実習の記録

表9-2 Bさんのプロセスレコード

患者氏名：●▼■◎
プロセスレコードをとった理由・目的：妄想に対する対応を考えるため。ⓐ
看護場面：自己紹介させてもらった直後、ホールにて ⓑ

対象の反応・言動	学生が思ったこと・感じたこと	学生の言動	考察
1 頭を抱えて目をつぶっている。ⓒ	2 しんどいのかな。眠たいのかな。	3 「しんどいですか。大丈夫ですか」	態度からしんどそうだと思い、聞いたことによって妄想が出てきたことも考えられる。
4 上着をめくっておなかを見せながら、ⓓ「ヘビがいるからしんどいねん」「おなかも膨れてるねん。胃が気持ち悪い」 ⓔ	5 おなかが確かに膨れているなあ。便は出たのかなあ。ⓕ	6「本当ですね。今日はおトイレのほうは行かれましたか」 ⓖ	おなかが膨れているのは便秘のせいかもと決めつけたように聞いてしまったのは、患者の気持ちに共感できていなかったと思われる。ⓗ
7「ヘビがいるから気持ち悪いねん」 10「しんどいねん」	8 どうしよう。何て言おう。	9「（おなかが）そんなに張ってたら、しんどいですよね」 ⓘ	張っていてしんどいという気持ちは共感することができたと思う。ⓙ

表9-3 Bさんのプロセスレコード

患者氏名：●▼■◎
プロセスレコードをとった理由・目的：患者への受け答えについて考え直すため。ⓐ
看護場面：朝部屋に挨拶に行ったとき。患者はベッドで座っており、私はベッドサイドにしゃがんで話している。ⓑ

対象の反応・言動	学生が思ったこと・感じたこと	学生の言動	考察
（略） 1 顔を少し上げて ⓒ「殺してください」。	2 えっ。もしかしたら自分をってことかも。いや、そんなことは。	3「……えっ、ヘビですか」	（略） 患者の言葉に驚いて、その言葉に対する受け答えをしなければと焦ってしまったので、患者のつらいとか、しんどい気持ちを共感できていないと思う。
4 胸のあたりに手を置いて ⓓ「人間を殺してください。頼みますわ」。	5 うわ、どうしよ。何か言わないと。ⓔ	6「そんな悲しいこと言わんといてくださいよ。息子さんも悲しまれますよ。私も悲しくなりますよ」 ⓖ	言葉に反応するのではなく、その言葉を言わなければならなかった気持ちを考えて、その気持ちを理解しようとしなければいけなかったと思う。ⓘ
7「しんどいねん。頼みますわ」	8 もう何て言うたらええかわからへんわ。どうしよう。ⓕ	9「しんどいんですか。うーん。……そうですか」 ⓗ	

　表9-3の「学生が思ったこと・感じたこと」には、「うわ、どうしよ。何か言わないと」「もう何て言うたらええかわからへんわ。どうしよう」（表9-3-ⓔ、ⓕ）と、困惑した感情を正直に書いて

います。「そんな悲しいこと言わんといてくださいよ……」「しんどいんですか。うーん。……そうですか」（表9-3-ⓖ、ⓗ）とBさんは返答に困っていますが、「言葉に反応するのではなく、……そ

101

の気持ちを理解しようとしなければいけなかったと思う」（表9-3-①）と、きちんと振り返ることができています。

「具体的に、どのような言葉かけがよいと思いますか」という私のコメントに、「『そう思うぐらいしんどいんですね』と膝か背中をさすりながら言う」と答えています。

患者へのかかわり方を振り返って考えておくと、同じような場面に遭遇したとき、適切な対応ができます。そうすると患者に安心感を与え、人間関係を築くことができると思います。

ポイント 2 セルフケア・レベルを査定しよう

精神疾患の患者の場合、セルフケア行動に働きかけることが大切です。なぜなら、セルフケア行動の改善が自我機能の改善、ひいては社会復帰につながるからです。

とくに、学生が受け持つことの多い回復期の患者は、無為や意欲低下という陰性症状が現れ、日常生活機能が低下しているため、生活を整えていくセルフケア行動への働きかけが重要です。精神看護でい

うセルフケアとは、日常生活動作だけではなく、精神面・社会面も含まれています。

適切なセルフケアの援助を行うために、情報をアセスメントした後、患者がどの程度セルフケアできているか、レベルを査定するといいでしょう。当校では、セルフケア・レベルを次の4段階に分けています。

①レベルⅠ：急性期。看護師の全面的介入が必要。

表9-4 安全を保つ能力

セルフケアカテゴリー	情報	アセスメント	セルフケアレベル
1. 衝動的行動のもとになる不安定な感情を他者に語って衝動的行動を予防できる	自己感情や援助要望の表出はほとんどみられない。	自殺念慮はないと思われるが、自殺企図既往はあるので、注意は必要である。　②	Ⅱ〜Ⅲ
2. 言葉にして他者に援助を自発的に求める	気が進まないことを断ることはでき、無理をする様子はうかがわれない。	他者に対し、自己感情を言葉にすることがあまりないので、自分のなかにためこんでいる可能性もあり、その点でも注意を要する。	
3. 自殺念慮の有無	自殺念慮は、主治医の問いかけに対して「ないです」と返答している。		
4. 自殺企図の既往	H27、退院に向けた外泊中に、有機リン服用にて自殺企図既往あり。　①		
	外泊や外出には意欲的であるが、退院や退院後の生活（就職など）についての話はまだでていない。	現実検討能力はまだ乏しく、これからのことについてはまだ考えていないようだが、その背景に過小評価や自信欠如が考えられる。	
5. 現実検討能力の有無	何かやってみることをすすめても「今はまだ自信がない」と口にすることが多い。		

102

②レベルⅡ：ある程度の調整がとれている状態。看護師の一部介入が必要。

③レベルⅢ：できる可能性はもっているが、一部サポート・教育が必要。

④レベルⅣ：自立的でセルフケア欠如を起こす可能性がある。支持教育が必要。

まず、セルフケア・レベルを正しく査定できるようになりましょう。

「安全を保つ能力」のセルフケア・レベル

セルフケアは、「空気・水・食物」「排泄」「個人衛生」「休息と活動」「孤独と社会的相互作用のバランス」「安全を保つ能力」の6つのカテゴリーに分けています。表9-4と表9-5は、「安全を保つ能力」の記録です。

表9-4は、ポイントを押さえ、セルフケア・レベルも正しく査定できています。

ポイントとは、この患者に自殺企図既往があることです。「自殺念慮は、主治医の問いかけに対して『ないです』と返答している。H27、退院に向けた外泊中に、有機リン服用にて自殺企図既往あり」（表9-4-①）と情報を記入し、「自殺念慮はないと思われるが、自殺企図既往はあるので、注意は必要である」（表9-4-②）とアセスメントできています。

それに加え、「自己感情を言葉にすることができない」などから、セルフケア・レベルはⅡ～Ⅲでいいでしょう。

表9-5は、セルフケア・レベルがⅢになっています。情報には、「自分の感情を他者に言語として言うことはほとんどない」（表9-5-①）、「『子宮にヘビがいる』と言い、死んで楽になりたいという思いから、……殺虫剤（約80mL程度）を服用したことあり」（表9-5-②）があります。これらの情報から、「希死念慮があると思われるため、危険な言動はないかを十分に観察していかなければならない。また、感情表現も促していく必要がある」（表9-5-③）とアセスメントできています。しかし、感情表現を促すためには、共感・傾聴が必要になり、それは一部介入になります。したがって、セルフケア・レベルはⅢではなくⅡになります。

「個人衛生」のセルフケア・レベル

表9-6は、セルフケアカテゴリー「個人衛生」の記録です。この患者は、口腔ケア、入浴、更衣は自立しており、「髪の毛は束ねられているが、少し雑である。化粧をするところまで意識を向けていない。化粧はしない」（表9-6-①）とあります。一部サポートが必要なため、セルフケア・レベルはⅢ

表9-5 安全を保つ能力

セルフケアカテゴリー	情報	アセスメント	セルフケアレベル
1. 衝動的行動のもとになる不安定な感情を他者に語って衝動的行動を予防できる 2. 言葉にして他者に援助を自発的に求める 3. 自殺念慮の有無 4. 自殺企図の既往 5. 現実検討能力の有無	自分の感情を他者に言語として言うことはほとんどない。① 「子宮にヘビがいる」と言い、死んで楽になりたいという思いから "首を切る" 動作を頻繁にしている。妄想から死んで楽になりたいと殺虫剤（約80mL程度）を服用したことあり。② なし	自分の感情を言語化することはほとんどないが、Hさんは病的体験に左右され、妄想により苦しんでいる。現在は個室施錠されているが、希死念慮があると思われるため、危険な言動はないかを十分に観察していかなければならない。また、感情表現も促していく必要がある。③	Ⅲ

103

でいいでしょう。

　個人衛生の項目では、自分で身だしなみを整えられるかどうか、とくに女性なら化粧、男性ならひげ剃りに関する情報が重要になってきます。身だしなみは、他者との関係や社会生活にもつながるからです。一般病棟では、顔色を観察するために化粧は禁

表9-6　個人衛生

セルフケアカテゴリー	情　報	アセスメント	セルフケアレベル
1. 洗面　顔・手・口腔 2. 入浴　回数：　回/週 　　　　入浴時間：長い・短い 3. 身だしなみ 　　　更衣： 　　　着の交換： 　　　爪： 　　　化粧・ひげ剃り： 4. 洗濯：自立・半介助・全介助 5. ベッド周囲の整理、掃除ができる	・毎食後口腔ケアを行っている。 3回/週　入浴日（月・水・金） ・洗髪も自力でされているために入浴に対し援助の必要はない。 ・更衣も自力でされている。季節に合った衣服を着用している。 ・髪の毛は束ねられているが、少し雑である。化粧をするところまで意識を向けていない。化粧はしない。　　　　　　　　　① 家族（夫）に依頼 ・洗濯は自力ですると1日に何回も洗濯するという行動が以前にみられているので家人に依頼している。	個人衛生については、洗濯以外、すべて自立している。 ・洗濯については、自力ですると、1日に何回でも洗濯をするという行動が見られていたために、現在も家人に依頼する必要がある。	Ⅲ

表9-7

月日	問題点とその理由	看護目標と具体策
10/14	＃2　セルフケア不足 S：「今は入院してるからしませんけれど、外出の時にはしています」 「下着は、洗濯物が少ないから今日はつけていません」 O：髪の毛は、束ねられているがきっちりできていない。 化粧をしていない。 A：自分の身なりに、意識がいかないようである。 積極的にコミュニケーションをとりながら、身なりに意識が向くようにする。	目標：自分の身なりに意識が向く 〈OP〉 ①　患者の服装 ②　患者の言動 ③　患者の化粧についての関心度 〈CP〉 化粧についての関心度を聞き、少し化粧をしてもよいのではないかと伝えたり、患者に化粧についての関心や意識が向くようにコミュニケーションのなかで伝える　① 身なりに意識が向くように、患者の服装や髪型の話をして、患者がどの程度関心を向けているのかを知る 受動的な態度で接する

表9-8

月日	実　施	評　価
10/16	#セルフケア不足 目標：自分の身なりに意識が向く 　S：「今日は化粧水を塗ってるんです」② 　O：髪の毛はととのっている。肌もうるおっている。 （ケア）私から「きれいですよ」など、感情を表出して伝えることを意識した。① 　A：毎日かかわるなかで、身なりのことについて話すことで自分に意識が向き、化粧水や乳液を塗る行動ができたのではないか。今後も同じかかわりをしていく必要がある。	看護者が患者の身なりに意識を向けていると、自然に患者自身が自分に対して意識を向ける行動がみられた。今後も同じかかわりをしていけば、自分への意識がどんどん向いていくのではないかと考えられる。③

　止していますが、精神科病棟では、化粧をしているかどうかが重要な情報になります。

　この学生は、「化粧をするところまで意識を向けていない。化粧はしない」という情報を収集できています。しかし、病前はどうだったのか、という情報も収集し、化粧をしない理由についてアセスメントする必要があります。

　アセスメントは不十分でしたが、「セルフケア不足」という問題に対し、「化粧についての関心度を聞き、少し化粧をしてもいいのではないかと伝えたり、患者に化粧について関心や意識が向くようにコミュニケーションのなかで伝える」（表 9-7-①）と計画を立てています。

　計画を実施するときには、「私から『きれいですよ』など、感情を表出して伝えることを意識した」（表 9-8-①）ことによって、「今日は化粧水を塗っているんです」（表 9-8-②）という患者の言葉を聞けました。評価には「看護者が患者の身なりに意識を向けていると、自然に患者自身が自分に対して意識を向ける行動がみられた。……自分への意識がどんどん向いていくのではないかと考えられる」（表 9-8-③）とあり、評価もよく記録できています。

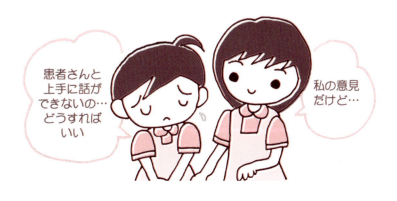

ポイント3 食事と排泄にもしっかり目を向けよう

　学生は、患者の精神面ばかりに目が向きがちです。しかし、食事と排泄は生命にかかわることなので、セルフケアのなかでも、とくにこの2つの項目はしっかり見てください。

　食事に関しては、摂取量を記録し、栄養が不足していないかどうかをとらえることが大切です。表9-9をみてください。アセスメントには「食事を受け取ると……必死で食べている」（表9-9-①）と記録していますが、情報として「全量摂取」と記録する必要があります。また、「体重の変動：なし」（表9-9-②）だけではなく、身長、体重、BMIも記録しましょう。

　「コーヒーが好きで、午前中だけでも5～6杯飲んでいる」（表9-9-③）ということから、依存ということも考えられます。学生は、「コーヒーはさっき飲んだばかりなのに、……摂取量を減らしていく」（表9-9-④）とアセスメントできています。さらに、依存しているとすれば、何か満たされないものがあるのでは？　という視点をもって、「感情を表出させるかかわりも必要である」とアセスメントできればなおよかったと思います。

　向精神薬は、便秘や排尿障害の副作用が多いため、排泄に関しては、服用している薬の記録が必須データです。学生は薬の種類を列記し（表9-9-⑤）、「排便のコントロール状況は良好と考えられる」（表9-9-⑥）とアセスメントしています。「夜間尿なし」（表9-9-⑦）は、大変よい確認です。夜間に排尿があると眠れません。それでなくても、精神疾患の患者さんは睡眠障害があることが多いので、睡眠の確保は重要です。夜間の排尿の有無も忘れずに確認しましょう。

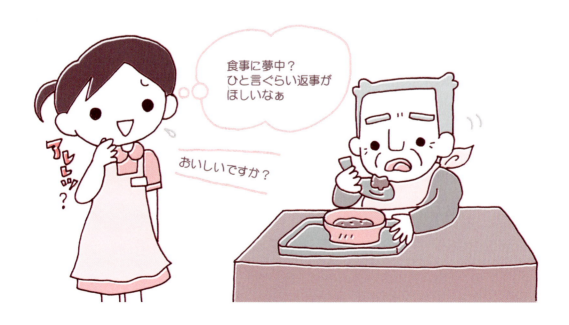

第9章 ◆ 精神看護学実習の記録

表9-9 日常生活表

セルフケアカテゴリー		情 報	アセスメント
1. 空気・水・食物		食事4回/日（朝・昼・夕と15:00の間食） 好きなもの：ハンバーグ・エビフライ・ 　　　　　　カキフライ・カニ 嫌いなもの：納豆 間食の内容：缶コーヒー1本・パン・ビスケット <u>体重の変動：なし②</u>	食事には関心があるようで会話中にも食事の話がよく出てくる。食事を受け取るとほかのことはあまり入ってこないようで必死で食べている。①
1 食事	・1日何回　何時間　何時頃 ・好き嫌いの有無　食事量 ・間食の有無　内容 ・体重の変動の有無 ・水分摂取量 ・コーヒー　回/日 ・アルコール（何を、どれくらい） ・喫煙習慣の有無　本/日 ・その他薬物習慣の有無 （栄養剤・痛み止めなどを含む） 普通食A（2000kcal）	「食べたらおなかは出るが体重は増えたりしない」とのこと。 アルコール：入院前は時々摂取。 　　　　　　病棟では飲酒できない。 喫煙：3箱/日（入院後、時間タバコとなり、 　　　1時間に1本と制限されている： 　　　18本/日） <u>コーヒーが好きで、午前中だけでも5〜6杯飲んでいる。③</u> 10/21からロッカーをもらい、コーヒーを置けるようになったとのこと。水分摂取は十分とれているといえる。食後1時間半過ぎたくらいから「おなか空いた」としきりに訴える。	食事やおやつは必要量支給されるだけなので食べ過ぎなどはないが、コーヒーはさっき飲んだばかりなのにまた飲んでいると思う場面が多かった。本人は眠気覚ましと言っておられるが自己では制御できない状態、つまり躁状態の特徴とも言える。水分摂取した分、排泄もされている。しかし、あまりにもコーヒー摂取量が多いときは、少しはお茶に切り替えてみるように促したりして摂取量を減らしていく。④
2. 排　泄		排便：普通便1回/日 排尿困難なし。　<u>夜間尿なし。⑦</u>	排泄行動は自立している。服薬している薬の副作用として便秘気味であったため、下剤を服用していたが便が出すぎて困ることもあった。現在のところ、排便に対する訴えなく<u>排便のコントロール状況は良好と考えられる。⑥</u>
1 排尿	・回/日　夜間尿（回数）	〈服薬している薬〉 ゾテピン150mg（チエピン系統合失調症治療薬） フルニトラゼパム2mg1錠（睡眠導入薬）	
2 排便	・回/日　下痢・便秘 ・排尿困難の有無 ・服用している薬	センノシド12mg3錠（下剤、便秘症） 酸化マグネシウム2g（消化性胃潰瘍治療薬） ベゲタミンA2錠（フェノチアジン系精神経用薬） 不眠時　トリアゾラム1錠（ベニゾジアゼピン系） 不穏時　レボメプロマジン1錠（フェノチアジン系 　　　　精神安定薬）	（略）
3 生理	・周期（規則的・不規則） ・期間、量 ・自分でできる　できない ・身体的な症状の有無	プロメタジン（抗ヒスタミン薬）⑤ O：ゾテピン、レボメプロマジンなど服用している薬の副作用から便秘がちなため、下剤を服用している。下剤が効き、便が出すぎて困ることもあった。 　　　　　　　　　　　　（略）	

107

コラム

病棟でよく耳にする用語③

用語	意味	用語	意味
バップ	人工呼吸器関連肺炎〔表記〕VAP	ホスピス	終末期患者の療養施設
パルス	脈（pulse）、プルスともいう	ポリペク	内視鏡的治療（polypectomy）
ハルン	尿〔harn（独）〕〔表記〕Hr	マーゲン	胃〔margen（独）〕。マーゲンチューブ
バルン	膀胱留置カテーテル。バルンカテーテル	マルク	骨髄、骨髄穿刺
ピーオーエス	問題志向型システム〔表記〕POS	マンシェット	血圧計の圧迫帯
ヒヤリ・ハット	ヒヤリとしたり、ハッとした出来事。インシデントともいう	ミルキング	ドレーンの詰まりを防ぐために、用指的あるいはローラー鉗子でチューブをしごくこと
ヒュー・ジョーンズ	呼吸困難感の分類法	みんざい	睡眠薬〔表記〕眠剤
ヒューマンエラー	本来の目的と異なる動作によるエラー。思い違いやうっかりミス	ムンテラ	病状説明〔mund therapie（独）〕
ひんこきゅう	呼吸数が正常より増加した状態。1分間に25回／分以上。徐呼吸の反対〔表記〕頻呼吸	メタ	がんの転移（metastasis）
ひんみゃく	脈が正常より多いこと〔表記〕頻脈	もうしおくり	次の勤務帯のスタッフへの仕事の伝達〔表記〕申し送り
ファイティング	人工呼吸と自発呼吸が合わない状態	モーニングケア	患者の起床時から行われる看護ケア
ブイライン	静脈に入っている輸液ライン。末梢静脈、中心静脈が用いられる〔表記〕Vライン	もちかん	受け持ち患者〔表記〕持ち患
フォーカスチャーティング	フォーカスごとに記述する経過記録の様式	やきん	日勤の対義語〔表記〕夜勤
プラて	プラスティック手袋〔表記〕プラ手	ヨウマ	腰椎麻酔。ルンバールともいう
プリセプター	マンツーマンで教育・指導する者	よくじょうしん	針の後ろに固定のための羽がついている注射針。トンボ針〔表記〕翼状針
プリセプティ	マンツーマンで教育・指導を受ける者	らおん	肺雑音。連続性ラ音（乾性ラ音）と断続性ラ音（湿性ラ音）がある〔表記〕ラ音
フローシート	流れ作業図、経過表	ラボ	検査室（ラボラトリー）。「ラボに出す」とは、検査を依頼すること
プロブレムリスト	問題リスト	リオペ	再手術（reoperation）
ペアン	ペアン鉗子。動脈止血鉗子	リキャップ	一度はずした注射針のキャップを、使用後に再度キャップをすること。針刺し事故防止のためにも行ってはならない
ペイントコントロール	様々な鎮痛薬や補助薬、あるいは神経ブロックなどを用いて制御すること	リスクマネジメント	危機管理。将来起こりうる危機を想定し、危機が起こった際の損害を最小限にするための対応
ベースン	金属製洗面器	リハ	リハビリテーション
ペグ	経皮内視鏡的胃瘻造設術〔表記〕PEG	ルーチン	通常業務、日課
ヘパせい	ヘパリン加生理食塩液〔表記〕ヘパ生	ルート	点滴の管（route）。ライン
ヘパリンロック	血栓によって輸液ルートが閉鎖しないようにヘパリン生食液をルート内に満たすこと	ルンバール	腰椎穿刺
へやもち	病室ごと担当制の看護方式〔表記〕部屋持ち	レシピエント	臓器をもらう人、受領者（recipient）
べんスラ	便潜血スライド〔表記〕便スラ	レジメン	薬や食事の処方計画
ほうこう	包帯交換〔表記〕包交	ロム	間接可動域〔表記〕ROM
ぼうせん	膀胱洗浄〔表記〕膀洗	ワッサー	蒸留水
ポジショニング	体位どり、位置ぎめ	ワンショット	少量の薬剤を1回で静脈注射すること

第 10 章

母性看護学実習
の記録

妊産褥婦の健康な面に目を向けよう

母性看護学実習では、学生が1人の妊産褥婦を担当し、看護過程を展開している学校が多いと思います。産後の経過が順調であれば、褥婦は1週間足らずで退院していきます。短期間に看護過程を展開するのは難しいものですが、細部まで観察して記録し、対象の個別性を考慮したケアを立案しましょう。

母性看護学実習で注意すべき点は、問題をみつけようとするのではなく、健康面をしっかり観察することです。成人看護学実習では、収集した情報から患者の問題点を抽出し、問題を解決するために看護計画を立案して実践していきます。その習慣が身についているせいか、学生は、褥婦に対しても問題をみつけようとし、問題がなければ何を援助すればいいのかわからない、と困っています。

妊娠・分娩は病気ではありません。問題を見いだして解決するのではなく、健康な面をより健康に、あるいは健康から逸脱しないための援助が必要です。まず、このことをしっかり頭に入れておきましょう。また、妊産褥婦の援助に欠かせない情報があります。それらを観察し、ていねいに記録することも重要です。

ポイント1 妊産褥婦に不可欠な情報をていねいに収集・記録しよう

妊産褥婦のデータで欠かせないのは、妊娠・分娩によって起きている身体的・心理的変化、子宮復古の経過、全身の回復状態、乳房の状態、母乳の分泌、授乳状況、母子関係、育児に対する考え方、育児のサポート体制、などです。

これらについて細部まで観察し、観察した内容をていねいに記録することが大切です。ところが、観察が不十分だったり、観察していても記録できていない学生もいます。

母乳の分泌状態は授乳指導にも関連する

表10-1 は、学生Aさんの記録です。母乳の分泌について、「乳房緊満はみられず、右の母乳の分泌はほとんどみられない」（表10-1-①）と記録していますが、これでは不十分です。「ほとんど」とはどの程度なのか、乳管は1本も開通していないのか、左乳房の分泌はどうなのか、なども記録しましょう。

母乳の分泌状態は、とくに細部まで観察・記録してください。分泌状態によって授乳方法が異なり、

第10章 ◆ 母性看護学実習の記録

分泌状態を予測しなければ適切な授乳指導ができないからです。また、Aさんが担当した褥婦は、母乳で育てたいと話していました。母乳が出ないとつらいのではないか、という精神面の観察もできていればよかったと思います。

学生Bさんは、母乳の分泌についてていねいに記録しています（表10-2）。

「○月27日、乳管が左右3〜4本開通しており、じわじわと分泌」（表10-2-①）、「○月30日、乳管開通5〜6本。射乳○本で分泌状態は良好」（表10-2-②）という部分です。「じわじわ」「射乳○本で」というリアルな表現によって、分泌状態がよくわかります。前日と比較している点もいいですね。

アセスメントも「母乳はじわじわ分泌しているの

表10-1 Aさんの実習記録

項　目	情　報	アセスメント
内分泌機能	O：○月28日　妊娠40週2日 　　20：00より自然破水し、入院。 【入院後】 （略） ・授乳は12時間後から開始し、抱き方は不安定であるが、介助すると行える。 S：落としそうで怖いわ。こんな感じかな……。どうすればいいのか……。 O：乳頭から児の口が離れると授乳は終わりだと思っている。 S：母乳がよく出るマッサージは正期産に入ってからしようと思っていたけど、結局数回しかしてないわ。 【産褥1日目】 O：乳房緊満は見られず、右の母乳の分泌はほとんどみられない。　①	（略） ・妊娠時、乳房マッサージを行っていなかった。マッサージの方法を指導し、授乳前には毎回実施できるようにしていく必要がある。 ・産褥1日目は、乳房緊満はみられず、乳汁の分泌量も少ないが、今後授乳が進んでいくなかで、乳管の開通もみられ、乳汁の分泌量も増えると考えられる。 〈乳汁分泌量が少ない〉 C：児の吸啜が弱い（すぐ離す）。　②

表10-2 Bさんの実習記録

項　目	情　報	アセスメント
内分泌機能	O：妊娠37週2日 【入院前】 O：○月26日…… 　　9：00　陣痛開始 　　9：30　破水 　　　↓分娩室直入 （略） O：○月27日　子宮底臍下、硬度良好。 O：母乳分泌……○月27日、乳管が左右3〜4本開通しており、じわじわと分泌　① O：○月29日　子宮底恥骨上4指、硬度良好。 O：○月30日　乳管開通5〜6本。射乳○本で分泌状態は良好。　② S：「張っていると痛いけど、（母乳）あげたらマシ」	（略） 　内服薬として（子宮内や乳腺の）感染予防のためにセフカペンを、子宮収縮を助けるメチルエルゴメトリンを、乳房のうっ滞や膨張の緩解を予防するためにダーゼンを毎食後飲めている。 　母乳はじわじわ分泌しているので特に問題はないが、今後も母乳の分泌程度について観察し、SMCについても指導・確認していく必要がある。　③

111

でとくに問題はないが、……SMC（乳房マッサージ）についても指導・確認していく必要がある」（表10-2-③）と、よくできています。

授乳場面では児の吸啜具合を忘れずに観察

　母性看護学実習では、授乳場面の観察も重要です。母乳の分泌程度に加えて児の吸啜（きゅうてつ）具合を観察し、アセスメントしていく必要があります。

　Bさんは、母乳の分泌については先述のように「内分泌機能」の項目に記載し、児の吸啜については「皮

膚の統合」「役割機能」「栄養」の項目に記載しています（表10-3）。

　Bさんが担当した褥婦は、初産で授乳は初めてです。また扁平乳頭のため、児がうまく吸啜できませんでした。Bさんは、「乳頭……扁平乳頭」（表10-3-①）と記録し、そこから「乳頭の型が扁平乳頭であることから、児が乳頭をみつけにくく、吸啜しにくいと考えられる。……不安を抱いていることも考えられる」（表10-3-②）とアセスメントしています。

　実際の授乳場面の観察データは、「役割機能」項目に、「抱き方が少しぎこちない」（表10-3-③）、「○

表10-3　Bさんの実習記録

項　目	情　報	アセスメント
皮膚の統合	O：○月26日　T……37.0℃ O：新生児の状態（○月26日）……（略） O：○月27日〜シャワー浴可　毎日寝衣交換。 O：○月27日　10℃検温　T……36.7℃ O：乳頭……扁平乳頭　①	（略） 乳頭の型が扁平乳頭であることから、児が乳頭をみつけにくく、吸啜しにくいと考えられる。吸啜しにくいことに対して、「なかなか吸ってくれない」と不安を抱いていることも考えられる。　② そうなると授乳への不安を抱き、〈役割機能〉のアセスメントと同様になることが考えられる。
役割機能	O：○歳　女性　初産婦　無識 O：授乳に対して……「全然飲んでない。たまに起きて吸ってくれるけど、すぐ寝てしまう」 O：抱き方が少しぎこちない。　③ O：○月27日　SMC指導ビデオを見ている。 　　　　　↓ 　　　　SMC指導を受ける。 O：「あんまり吸う気ないのかなあ？」 　　○月28日　介助しても2〜3回ですぐ離れてしまうため、乳頭キャップを使用する。 O：○月29日　キャップを使用し、哺乳力良好　④	初産婦であるため、育児に対してこれからどのように育てていけばいいかといった多くの不安を抱くと考えられる。 （略） 授乳や沐浴、身体の保清、オムツ交換など、育児中心の生活によって疲労がたまると考えられる。 授乳で児がなかなか吸ってくれないことと、抱き方がぎこちないこともあり、戸惑いがある。授乳に対する不安から、育児に対して不安を抱いたり、疲労が出てくると考えられる。　⑤ 〈育児に対する不安、疲労のおそれ〉
栄養	O：身長○cm、体重○kg、非妊娠時……体重○kg（○kg増） O：新生児……身長○cm、体重2410g、胸囲○cm、頭囲○cm O：食欲あり。 O：児……ミルク哺乳力良好。 O：○月30日　直母55g、8回授乳。　⑥	（略） 哺乳力も良好であることから、今後も母乳とミルクの哺乳力を観察していく。 短乳頭で直接なかなか上手に吸啜できない状態だが、キャップ使用にて、直母で40〜55g哺乳できている。児の体重減少に注意しながら8回授乳され、哺乳力も上がってきている様子。　⑦

112

第10章 ◆ 母性看護学実習の記録

月28日、介助しても2～3回ですぐ離れてしまうため、乳頭キャップを使用する」「○月29日、キャップを使用し、哺乳力良好」（**表10-3-④**）と記録しています。それらの情報から、「授乳で児がなかなか吸ってくれないことと、……疲労が出てくると考えられる」（**表10-3-⑤**）と記述されています。

キャップの使用によって哺乳力が良好になったことは、栄養にも関連するため、「栄養」項目にも記録しています。「児……ミルク哺乳力良好」「○月30日、直母55g」「8回授乳」（**表10-3-⑥**）、「短

乳頭で直接なかなか上手に吸啜できない状態だが、……哺乳力も上がってきている様子」（**表10-3-⑦**）という部分です。いずれもていねいに観察・記録し、アセスメントにつながっています。

Aさんは、アセスメントに「児の吸啜が弱い（すぐ離す）」（**表10-1-②**）と記載していますが、それに関するデータがどの項目にも記録されていません。おそらく、Aさんは授乳場面から「児の吸啜が弱い」ことを観察したのでしょう。きちんと観察できているのですから、忘れずに記録しましょう。

ポイント 2 個別性をとらえて援助に反映させよう

どの科目の実習でも、学生は「患者さんの個別性をとらえなさい」と指導を受けていることでしょう。母性看護学実習でも同じです。個々の妊産褥婦に応じた援助を実践しなければなりません。

Aさんが受け持った褥婦は、初産でおっとりとした性格です。そのため、育児技術が習得できているかどうかの観察が欠かせません。ところが、Aさんは育児技術について、「役割機能」項目に、「新生児を抱いていても、横に傾いていく」（**表10-4-①**）としか記録せず、そこから「育児困難のおそれ」（**表10-4-②**）を導き出しています（p.114）。沐浴やオムツ交換などの育児技術の観察が不足しており、「抱いていても、横に傾いていく」ということに、どんな危険性があるのか考える必要があります。

転勤に伴う育児不安に目を向けよう

この褥婦自身、育児に不安をもっていました。夫が転勤することになり、実母の援助を受けられなく

なるからです。本人の不安と、サポート体制が不十分になることは、「相互依存」項目にSデータとして記録しています。「主人の転勤が決まって、主人は私の里帰り中に転勤先へ引っ越すんです。……土・日以外の育児は1人でしないといけない。沐浴が不安なんですよ」（**表10-4-③**）という部分です。

アセスメントには、「困ったときのために、……里帰りが終わるまでに育児の技術を習得しておく必要がある」（**表10-4-④**）とあり、サポート体制が不十分になることはよくアセスメントできています。さらに、褥婦の「沐浴が不安なんです」という言葉から、先述の「育児困難のおそれ」と関連づけてアセスメントし、不安を解消する援助につながればよかったと思います。

Aさんが担当した褥婦のように、夫の転勤に伴う育児不安という大きな個別性がなくても、一人ひとりの褥婦をよく観察していると、個別性がみえてくるはずです。

113

表10-4 Aさんの実習記録

項　目	情　報	アセスメント
役割機能	O：○歳　初産婦 　　分娩後は新生児を抱いても、横に傾いていく。① S：初回授乳後、母親になったって実感が湧いてきた。 S：妊娠中はおっぱいのマッサージは数回しか行っていなくて……。でも母乳で育てたいとは思っています。 S：妊娠中はけっこう好きなものを食べていました。	妊娠中は、母乳のことなどあまり気にせずに食事を摂取していたり、乳房マッサージも行っていなかったが、分娩後は母乳にいい食事を気にしたり、SMCの方法など一つひとつていねいに指導することで、育児のイメージがつくようにしていくことが大切である。 〈育児困難のおそれ〉②
相互依存	O：キーパーソンは夫と実母である。 S：退院後は里帰りするんです。里帰りの間は母が面倒をみてくれるんで頼ろうと思って。 　　主人の転勤が決まって、主人は私の里帰り中に転勤先へ引っ越すんです。だから私もそのうち向こうに行かないといけないし。転勤先は遠いし、母にすぐ来てもらったりできないし、主人は平日は夜遅いので、土・日以外の育児は1人でしないといけない。沐浴が不安なんですよ。③	里帰り出産のため、退院後は母親の助けもあり、サポートシステムは確立されているが、里帰りが終了すると夫の転勤先に引っ越すことになっている。夫は平日は帰宅が遅いため、育児の協力は休日が中心となる。平日は1人で育児することになる。 　困ったときのために地域に保健センターがあることを伝えたり、里帰りが終わるまでに育児の技術を取得しておく必要がある。④ 〈サポートシステムが不十分になるおそれ〉

退院後の沐浴方法も考慮した指導を

　褥婦の個別性は、看護計画に反映させましょう。つまり、看護計画は、個々の褥婦に応じたものでなければならないということです。育児技術の場合なら、この褥婦にはどのように指導すれば習得できるのか、ということを記録します。

　Aさんが担当した褥婦は、沐浴に不安を感じていました。そのため、Aさんは看護計画に沐浴の指導を入れましたが、「沐浴の指導を行う」としか記録しませんでした。沐浴指導には、いろいろな方法があります。「1回目：集団指導。2回目：人形を使用。最後に自分の子どもで実施」というように、この褥婦に応じた指導の方法を、もう少し詳しく記録する必要があります。

　Bさんの看護計画は、まだ個別性が反映されているほうです（表10-5）。Bさんの受け持ち褥婦は、扁平乳頭のため、児はうまく吸啜できない状態にありました。そこで、Bさんは児の抱き方や授乳方法

の指導・確認の看護計画を立て、授乳がうまくできるように、「指導・確認する」だけで終わらず「正常抱き（横抱き）、立ち飲み、脇飲みの方法を指導・確認する」「乳頭の含ませ方」（表10-5-①）と記録しています。

　学生Cさんの看護計画は、対象の個別性をとらえ、詳しく記載できています（表10-6）。受け持ち褥婦は、初産で育児技術が未熟でした。

　授乳指導については、「授乳時、一緒に付き添って方法を見守りながら……正しい方法を指導していく」（表10-6-①）と詳しく記載しています。沐浴指導は、指導方法だけではなく、「退院後はベビーバスを使用してキッチンにて行う。実母の協力あり」（表10-6-②）という個別性も記録できている点がいいですね。

　「児への態度をほめる」「対象が児を抱いているとき、気持ちよさそうですね、などと実感がもてるように」「母親の言葉かけが児には重要であること、反応はまだみられないが耳は聞こえていることを伝える」（表10-6-③）という計画も、個別性をとら

第10章 ◆ 母性看護学実習の記録

表10-5 Bさんの看護計画

看護計画	
看護上の問題	**解決策**
♯1育児技術の不確実に関連した育児による不安、疲労出現のおそれ	〈C-P〉 ①乳房マッサージの指導、確認……授乳前に行う。 ②児の抱き方の指導、確認……正常抱き（横抱き）、立ち飲み、脇飲みの方法を指導・確認する。 ③授乳方法の指導、確認……乳頭の含ませ方　　　① ④沐浴の指導、確認……午前中に一緒に行う。 ⑤不安な思いが表出できるように傾聴していく。 ⑥話しやすい雰囲気と場をつくる。

表10-6 Cさんの看護計画

看護計画	
看護上の問題	**解決策**
♯1 ・育児方法が習得できていないこと ・初妊婦により、知識が未熟であることに関連した育児不安	〈E-P〉 授乳時一緒に付き添って方法を見守りながら、わかりづらいところの質問ができるようにし、やりやすい方法、正しい方法を指導していく。　　　① 搾乳、調乳、残乳処理方法 沐浴 　産後3日目→1回目：人形を使用し、方法を言いながら見学してもらう。 　調整する→2回目：児の実施 　わからないことがあれば聞くように、2回目以降、方法を習得しているか確認し、わかりづらいところや不安なところを補足。 　退院後はベビーバスを使用してキッチンにて行う。実母の協力あり。　② オムツ交換 ・着脱、拭き方、オムツかぶれについて ・沐浴時、授乳時、便の性状、異常について 抱き方…随時 児への態度をほめる。 対象が児を抱いているとき、気持ちよさそうですね、などと実感がもてるように。 母親の言葉かけが児には重要であること、反応はまだみられないが耳は聞こえていることを伝える。　　　③ 発達段階を説明

えてよく書けています。

　母性看護学実習でも、対象の個別性を援助に反映させていくように心がけましょう。

★実習記録はペーパーペイシェントで、編集部が作成しました。

115

コラム

実習で出会う主な症状や徴候①

■呼吸器疾患

陥没呼吸	吸気時、胸骨上部が陥没する
口すぼめ呼吸	呼気時に口をすぼめる
奇異呼吸	吸気時の陥没、呼気時の突出
低音性乾性ラ音	グーグー。喀痰、嘔吐物による
高音性乾性ラ音	ヒューヒュー。喘息、気管支炎、肺気腫、心臓喘息など
湿性ラ音	バリバリ、ブツブツ〔捻髪音（ねんぱつおん）〕
胸膜摩擦音	ギュッギュッ〔握雪音（あくせつおん）〕
皮下気腫	頚・胸部の皮下気腫。頭部外傷や喘息では粘髪音を触れる
ばち指	太鼓のばち状の指先で慢性肺疾患にみられる
ビア樽状胸郭	残気量増加により胸郭が前後に拡大する（左右径と前後径が1：1）
声音震盪	発声時の胸郭の振動。肺炎や肺結核で増強、胸水貯留や気胸、肺気腫などで低下

■循環器疾患

浮腫	全身性：とくに夕方に下肢に多く出現。指圧で圧迫痕ができる 一側性：指圧で圧迫痕ができる
湿潤・冷感	末梢循環不全と交感神経刺激により冷たく、湿潤する
ミュッセ徴候	頭部が拍動と同調し、前後に動く揺れ（大動脈弁閉鎖不全）
頚静脈怒張	右心不全により静脈血のうっ帯が顕著の場合にみられる
奇脈	吸気時に弱く、呼気時に強い脈拍
交互脈	強い心拍と弱い心拍を交互に繰り返す
ギャロップ音	心不全だとⅢ音とⅣ音が聴かれる

■消化器疾患

腹部膨隆	腹腔内出血では腹部全体の膨隆がみられ、ヘルニアでは部分的な膨隆となる
カレン徴候	臍周囲に青紫色の出血斑がみられる
グレイターナー徴候	膵炎により腹腔内に出血が見られた場合、側腹部に青紫色の出血斑が出現する
ブルンデンベルグ徴候	腹膜炎により圧迫を解除した際にみられる疼痛
筋性防御	腹膜炎により腹壁が硬くなる
鼓音	腹腔内の管腔臓器の損傷により発生。仰臥位では臍周辺で聴かれる
濁音	腹腔内出血の出血で発生。腹部全体にわたり聴かれる
クモ状血管腫	肝硬変でみられる。多数の細い血管枝が放射状に伸びる
メズサの頭	肝硬変では臍周囲の静脈が放射状に怒張・蛇行する
肝性口臭	肝性昏睡、尿毒症時に、アンモニア蓄積による臭気が出現
羽ばたき振戦	四肢を挙上保持させると上下に振戦する

■脳神経疾患①

単麻痺	両側上下肢のうち一肢に生じた運動麻痺
片麻痺	一側の上肢に生じた運動麻痺
対麻痺	両側の下肢の運動麻痺
四肢麻痺	両側上下肢すべてに生じた運動麻痺
球麻痺	舌咽神経、副神経、舌下神経の麻痺による運動麻痺（舌運動、嚥下運動、発声が障害）
交代性麻痺	片側脳神経と反対側の片麻痺
除脳硬直	大脳半球や脳幹の障害により四肢の硬直を起こす。下肢は伸展（内転、内旋）、上肢は極端な回内位をとる
除皮質硬直	被殻の障害により上肢は肘、手首で屈曲内転、下肢は過伸展で内転位を起こす
項部硬直	仰臥位の頭部挙上で項部に筋の硬直（抵抗）や痛みを伴う

116

第11章

老年看護学実習の記録

はじめの一歩

患者のニーズを考えて 情報収集・記録しよう

老年看護学実習で重要なことの1つは、その人が今できることに焦点を当てて働きかけることです（エンパワーメント）。認知症であったり身体に障害があっても、その高齢者にできることや得意なことが、何かあるはずです。そこに働きかけることで、高齢者の自尊感情が高まり、生きる意欲がわいてきます。そして、他の活動にもよい影響を及ぼすのです。

もう1つ重要なことは、ニーズのアセスメントです。「ニーズ」という言葉から、「高齢者が望んでいること」と学生は考えがちですが、そうではなく、「不足していること」「必要な援助」ととらえましょう。他の領域の看護と同じように、対象の問題点を見いだそうとすると、できないことばかりで、高齢者を否定的にとらえがちになります。問題を解決するための看護ではなく、ニーズの充足をめざすのが老年看護です。

また、どの領域の看護にも共通していることですが、患者が主体の看護でなければなりません。そのため、看護計画はできるかぎり高齢者と一緒に考え、同意を得ておきましょう。

実習記録を記載するときは、「～させる」などの使役動詞は使いません。「～させる」というのは、看護師が主体の看護になっている証拠です。「～させる」ではなく、「～する」と記載しましょう。

ここでは、介護老人保健施設での実習記録を例にあげ、ポイントを紹介します。

ポイント 1 ADL などの情報を重点的に 収集しよう

高齢者の情報は、ADL・IADL、入所中のケア、生活歴について、とくに詳しく収集しましょう。なぜなら、それらの情報から高齢者のできることとできないことがわかり、ニーズを充足させるために必要な看護がみえてくるからです。

薬物の情報は 服薬状況や副反応も忘れずに

ADL（activities of daily living）は、食事、排泄、更衣、入浴など、日常生活を送るための基本的な日常生活動作です。IADL（instrumental activities of daily living）は、日常生活関連動作で、電話や金

第11章 ◆ 老年看護学実習の記録

銭管理、事務手続きなどの動作のことです。ADL の情報は必ず収集して記録し、IADL は、その場面をみることや、ファイルなどから情報を得ることができれば記録してください。

表 11-1 の「ADL・IADL」の項目には、どちら

も記録できています。移乗、移動、食事、更衣、入浴、排泄が ADL で、電話、金銭管理、服薬が IADL です。詳しく記録できていますが、「入浴：全介助」（表 11-1- ①）という部分は、もっと具体的に記録する必要があります。

表 11 -1

性別：女　　年齢：88 歳
入所目的：日常生活の自立とリハビリのため

健康歴と現在の健康状況	入浴中のケア（服薬・リハビリなど）
若いときはあまり大きな病気もしなかった。10 年前に意識がなくなり救急車で運ばれた。後遺症もなく回復するが脳梗塞と診断された。その時高血圧と診断され内服開始。 　3 年前に再発作、左半身麻痺が残った。半年あまり病院でリハビリを実施し杖歩行まで回復。その後、自宅に戻るが、徐々に歩行困難になり、寝たきりの生活になった。2 年くらい前から、軽度認知症状がみられる。　　　　　　　　　　　　　　⑤	服薬： 　フロセミド 1 T：利尿薬 　　　　　　　　（むくみを取り血圧を下げる） 　アムロジピン 1 T：血圧を下げる　　　② リハビリ： 　月・火・木・金曜日　リハビリ室にて歩行訓練 ③
家族構成	家族関係と機能
夫は 17 年前に死亡。 　長男家族と同居。	長男は理髪店を経営。嫁は病気がちだが、店を手伝っているため面会は主に月曜日になる。面会のときには嫁の身体を気遣い声をかけることがあるという（スタッフからの情報）。　　　　　　　　　⑦ 　洗濯物は近所に住む次男の嫁が仕事の帰りに取りに来る。
ADL・IADL	生活歴
移乗：立位不安定であり、一部介助が必要 移動：車いすをゆっくり自操するが、左手に力が入らず壁にぶつかりそうになる。 食事：自立 更衣：上着はゆっくり時間をかけて自分で行う。パンツ、下着は一部介助。パットをつけ忘れることがある。 入浴：全介助 ① 排泄：自分でしようとするが、間に合わないことが多い。立位も不安定なため一部介助が必要。 電話：テレホンカードを使って公衆電話から家族に電話しようとするが、電話番号が思い出せないので、電話してほしいと依頼される。 金銭管理：財布に小銭を入れている。 　　　　　施設内の 100 円喫茶を楽しみにしている。 服薬：自宅では飲み忘れることがあった。 　　　　　　　　　　（ファイルからの情報）　⑥	岡山県内の勤め人の家に生まれた。実家は豊かではなかったけれど女学校に行かせてもらった。 　女学校を出て、市内の呉服屋さんに行儀見習いに出た。お店のご主人の紹介で夫と結婚して大阪に出てきた。 　夫が理髪店を開業し、子育てをしながら店を手伝った。子どもは年子で大変だったけれど、あまり病気もしないで親孝行だった。2 人とも野球が大好きで甲子園をめざして頑張っていた時期もあった。日曜日に大会があっても、応援に行けなかったのがつらかった、と何度も話が出る。　　　　　　　　④

119

「入所中のケア（服薬・リハビリなど）」の項目では、服薬に関する記録が不十分な学生が目立ちます。「フロセミド1T：利尿薬（むくみを取り血圧を下げる）、アムロジピン1T：血圧を下げる」（表11-1-②）という記録も、不十分です。薬の副作用によって、注意すべき観察項目がありますから、いつ服薬しているのか、服薬状況、副作用も記録しましょう。

たとえば、フロセミドを服用するとトイレへ行く回数が増え、脱水状態になりやすいので水分摂取量に注意しなければなりません。

「リハビリ：月・火・木・金曜日　リハビリ室にて歩行訓練」（表11-1-③）という部分も、記録が不足しています。どのような歩行訓練を行っているのか、具体的に記述してください。

生活歴の収集は回想法にもなります

生活歴の情報収集に重点を置くのには、いくつか理由があります。1つは、老年看護には回想が重要な働きかけになるからです。回想法というのは、これまでどのような人生を歩んでこられたのかを話してもらうことで、自尊心を高め、意欲を向上させる療法です。また、話のなかで自尊感情が高まるところをキャッチし、そこにアプローチします。生活歴を聞くことで、自尊感情が高まるところをキャッチできますし、生活歴を聞くこと自体が回想法になることがあります。

表11-1 の「生活歴」の項目には、「夫が理髪店を開業し、子育てをしながら店を手伝った。……日曜日に大会があっても、応援に行けなかったのがつらかった、と何度も話が出る」（表11-1-④）とあります。何度も同じ話が出るのは、自尊感情が高まっているからです。生活歴を聞くことが、回想法につながっていたのです。

生活歴に重点を置くもう1つの理由は、援助する時のヒントがみつかるからです。この高齢者は、夫が営む理髪店を手伝っていました。そこから、たとえば「他の高齢者の髪をとかしてもらおう」「タオルをたたんでもらおう」というような役割を担ってもらうことができるかもしれません。

また、「昔はどんなことをされてたんですか」と聞くことから、コミュニケーションをとるきっかけがつかめます。

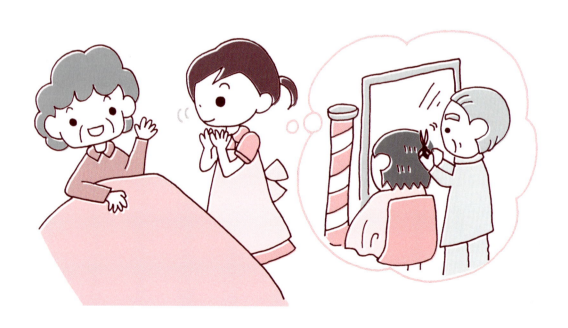

第11章 ◆ 老年看護学実習の記録

ポイント 2 情報は、自分の目や耳で確かめよう

情報は、本人、家族、ファイル（カルテ）から収集します。しかし、家族から聞いたことやファイルに書いてあることでも、自分の目と耳で確かめることが基本です。

たとえば、ファイルに「右手に力が入らずコップを持てない」と書いてあっても、実際には持てるように回復していることもあります。家族が「問題行動がある」と言われても、実際にはなかったり、不安が原因で起こっている行動かもしれません。

表11-1 の「健康歴と現在の健康状況」は、ファイルの情報がもとになっているようですが、「徐々に歩行困難になり、寝たきりの生活になった。2年くらい前から軽度認知症状がみられる」（表11-1-⑤）という部分の「歩行困難」「軽度認知症状」は、学生が観察した現在の状態も具体的に記述してください。

本人から直接話を聞けなかったり、自分で確かめることができなかった場合は、どこからの情報か明記しておきましょう。「服薬：自宅では飲み忘れることがあった（ファイルからの情報）」（表11-1-⑥）、「長男は理髪店を経営。……面会のときには嫁の身体を気遣い声をかけることがあるという（スタッフからの情報）」（表11-1-⑦）というように。

ポイント 3 問題ではなく、ニーズを導き出そう

対象の問題点を抽出しようとすると、高齢者はできないことのほうが多く、高齢者を否定的にとらえてしまいます。ですから、情報をもとにニーズが充足しているかどうかをアセスメントします。

ニーズのアセスメントは、「生理的欲求」「安全」「所属」「承認」「自己実現」の5項目に分類しています。「生理的欲求」の項目には食事や排泄について、「安全」の項目には安全保持について、「所属」の項目には施設内や家族関係における愛情欲求について、「承認」の項目には自尊感情について、「自己実現」の項目には、高齢者が望んでいることについて、そ

れぞれ記録します。

記録する際に注意すべき点は、まず事実を書き、そこからニーズが充足しているかどうか、どのように考えられるかを記述することです。

表11-2 （p.122）の「所属」の項目では、「施設では入所後あまり経っていないせいでもあるのか、ほかの方と話す場面は少ない。テレビをボーっと見ていることがある」（表11-2-①）という事実から、「所属のニーズが満たされていないと考えられる」（表11-2-②）としています。

また、「自己実現」の項目では、「身体が弱い嫁の

表11-2

家庭での生活状況 　店の奥の畳の部屋にベッドを置いて生活。何もすることがなく寝たきり起きたきりの生活だった。	要介護認定（2） 障害老人の日常生活自立度判定基準（B1） 痴呆性高齢者の日常生活自立度判定基準（Ⅱa） 利用しているサービス 　1週間に2回、デイケアに通っていた。 （ファイルからの情報）

ニーズ（生理的欲求・安全・所属・承認・自己実現）アセスメント

生理的統合
　食事：右手が自由に使えることもありニーズが満たされている。施設内の喫茶コーナーで時々アイスクリームを食べることを楽しみにしている。
　排泄：尿意があり自分でトイレに行こうとするが、車いすへの移乗などに手間取り失敗することが多い。そのため、パットを使用しているが、時々つけ忘れる。

安全：入所してから車いすを使うようになったばかりで、思うように動かせない。右腕が十分使えず、まっすぐ動かせない。ストッパーのかけ忘れが多く、ベッドに移乗しようとして尻もちをついたことがある。杖をついて歩きたいと思っているが、ふらつきや、転倒の不安がある。④

所属：長男夫婦や次男夫婦との関係もよく、家族の愛情欲求は満たされている。施設では入所後あまり経っていないせいもあるのか、ほかの方と話す場面は少ない。テレビをボーッと見ていることがある。①
　所属のニーズが満たされていないと考えられる。②

承認：失敗したパットを隠そうとしたしたりする。排泄の失敗が自尊感情を低下させている。また、リハビリ後の疲労度が強く、昔は寝込んだことなんかなかったのに情けないと、自尊感情の低下につながっている。家族に迷惑ばかりかけて、すまないという思いももっている。⑥

自己実現：身体が弱い嫁のために店番ぐらいできたらいいんだけど、と話される。せめて以前のように杖で歩けるようになればいいんだけど、との発言がみられる。③
　自己実現のニーズと現実のなかで悩まれているように感じる。⑤

ために店番ぐらいできたらいいんだけど、と話される。せめて以前のように杖で歩けるようになれればいいんだけど、との発言がみられる」（**表11-2-**③）という事実と、「安全」の項目に記録した「杖をついて歩きたいと思っているが、ふらつきや、転倒の不安がある」（**表11-2-**④）という事実から、「自己実現のニーズと現実のなかで悩まれているように感じる」（**表11-2-**⑤）と記録できています。

　5項目についてアセスメントしますが、とくに「承認」項目に重点を置きましょう。なぜなら、自尊感情が低下すると、他の活動にも影響を及ぼすからです。**表11-2**の「承認」の項目は（**表11-2-**⑥）、高齢者の自尊感情が低下していることと、その要因がきちんと記録できています。自尊感情をしっかりアセスメントし、高齢者の自尊感情が高まるように働きかけましょう。

第 **12** 章

サマリーの書き方

はじめの一歩

サマリーって何？

　実習記録の1つに「サマリー」があります。サマリーを記録するポイントを押さえる前に、まずサマリーとは何かを理解しておきましょう。

　サマリーとは、概要や要約という意味です。看護記録のサマリーは、患者の経過や情報を簡潔にまとめたものです。「看護は継続していくものである」という考えから、自分の後に担当するほかの看護師が看護を継続できるように、サマリーを作成しているのです。とくにサマリーを必要とするのは、ほか

の施設・病棟に移る患者や、退院後も在宅ケア・訪問看護が必要な患者、外来で継続治療・看護が必要な患者です。

　最近は入院期間が短くなり、自宅療養や通院する患者が増えているので、継続看護が重視されるようになってきています。学生のうちから継続看護の視点をもち、サマリーを書けるようにしておきましょう。また、サマリーの作成により、実施した看護を要約して記録する力も身につきます。

ポイント 1 サマリーに記録する項目を整理しよう

サマリーに記載する内容は、

①患者のプロフィール

②入院理由・目的になった病名

③主な既往歴、継続管理が必要な健康問題

④家族の支援体制、ソーシャルサポートなど

⑤最終のバイタルサイン

⑥感染症やアレルギーの有無

⑦生活動作の自立度

⑧継続中の患者の問題

⑨残されている患者の問題の経過、今後の看護実践のポイント

⑩入院中のインフォームド・コンセントの内容

⑪注目すべき検査結果

⑫生活の指示、ケア上のコツやアドバイス

⑬そのほか、特別な指示

　などです。

　これらのうち、①～⑥はカルテに記載されているので、同じ施設内の病棟や外来治療に移る場合には記載しなくてかまいません。⑦はリハビリテーションの領域になり、⑧～⑬が看護師独自の記載になります。⑧では、受けた看護により患者の健康問題がどのように変化し、解決をみていない健康問題に対して、さらにどのような医療が必要なのかを記載します。問題が軽減・緩和あるいは解決すれば、この患者らしいひと時や日々を過ごせるという観点から、患者や家族が望んでいることも考慮して記載します。

第12章 ◆ サマリーの書き方

ポイント 2 継続看護の視点を忘れず、実践した看護を評価する

実習記録のサマリーも、看護記録のサマリーと同じであると考えてください。というのも、実習とはいえ学生が行ったことも看護の一部であり、実習終了後にはほかの看護師が看護を継続していくからです。そのため、継続看護の視点を押さえて記録することが重要です。

サマリーを実習終了時に記録する「まとめ」ととらえてしまうと、「私はこの実習から○○を学びました」というような自分中心的な記録になってしまいます。しかしそうではなく、患者を中心に、自分が行った看護が患者さんにとってどうだったのかをアセスメントし、解決された問題と解決されなかった問題を記録していくのです。

実践した看護を簡潔にまとめよう

具体的な記録項目は、
①看護診断・目標
②計画の実施
③実施した看護の判断（アセスメント）
④評価
です。

表12-1（p.126）は、糖尿病から慢性腎不全を合併し、透析を開始した患者を受け持った学生Aさんのサマリーです。看護診断を「透析時の苦痛・不安、右肩～前腕にかけての疼痛に関連した安楽障害」とし、「長期目標：Oさんは退院までに右肩～前腕までの疼痛が緩和したことを言葉に出して表現できる」「短期目標：Oさんは9/17までに疼痛が起きたときに知らせることができる」としています。

「計画の実施」には、実施した看護と経過（主観的・

客観的データ）を簡潔にまとめます。多くの学生は、実施した看護を長々と書き連ねています。また主観的なデータばかりで客観的なデータが不足しています。その点、Aさんは、看護計画ごとに必要な事実を簡潔にまとめ、客観的データも記録できています。

「実施した看護の判断」には、看護計画を実施した結果をアセスメントして記録します。Aさんは、「TP：患者のそばにいて訴えを受容し、疼痛部位をさする、タッチング」「EP：痛みを我慢せず、ありのままを伝えるように説明する」という計画を実施し、その際の客観的・主観的データから「患者のそばにいて傾聴することで安心感があり、……疼痛が緩和されたと考える」（表12-1-①）「さらに肩～前腕をさすっているときに声かけをすることで、……最近は痛みも緩和されていると考える」（表12-1-②）とアセスメントしています。

また、「TP：ホットパック使用」に対するアセスメントもよく記録できています。疼痛を緩和するために、当初は病院で使用されている点滴袋を利用したホットパックを使っていました。ところが、患者さんが寝返りを打ったときに外れてしまうため、Aさんは高分子吸収体でホットパックをつくり、試してみました。

その結果、「高分子吸収体のホットパックを使用して、……ホットパックが外れることはない」という事実から（表12-1-③）、「高分子吸収体のホットパックでは、……疼痛を予防することができると考える」とアセスメントしています（表12-1-④）。

しかし、患者さんが実際に、高分子吸収体のホットパックのほうがよいと言ったわけではありません。そのため、Aさんは「病院で使用されているホットパックと……よかったほうを利用していくと考え

125

る」ときちんと記録しています（表12-1-⑤）。

解決された問題と
残された問題を明らかに

「評価」には、達成できた目標と、できなかった目標、また今後必要とされるケアを簡潔に記載します。Aさんは、「短期目標と長期目標は達成できたと考える」（表12-1-⑥）、「患者の評価により、よい評価を得たホットパックを使用していく必要があると考える」（表12-1-⑦）と、達成できた目標と残された問題を記録できています。

ところが、「実施した看護の判断」に記入すべきことを「評価」に記載している学生もいます。Bさんもその1人です。

Bさんが受け持ったのは、糖尿病のためインスリ

ン治療が必要になった患者です。Bさんは、看護診断を「糖尿病や食事・薬物療法に対する知識不足、記憶力の低下による自己管理能力の不足に関連した非効果的健康管理」とし、「長期目標：Tさんは退院後、11/30までにインスリン注射を正しい手技で行うことができる」「短期目標：Tさんは10/17までにインスリン注射の手技を身につけ、自力で正しく行うことができる」を挙げています（表12-2、128ページ）。

「計画の実施」「実施した看護の判断」の記録については後から述べますので、まず「評価」から見ていきましょう。

「短期目標である……ほぼ達成したと考える」（表12-2-①）、「外来でのインスリン手技の確認を……指導することが必要だと考える」（表12-2-②）、「物忘れしがちな傾向にあるため、……協力を得ること

表12-1 Aさんのサマリー

患者氏名：Oさん（64歳）　　診断名：糖尿病・慢性腎不全

看護診断 Nursing Diagnosis	計画の実施（Implementation）P・O・Sで記載	
#2　透析時の苦痛・不安、右肩〜前腕にかけての疼痛に関連した安楽障害 長期目標：Oさんは退院までに右肩〜前腕までの疼痛が緩和したことを言葉に出して表現できる。 短期目標：Oさんは9/17までに疼痛が起きた時に知らせることができる。	TP：患者のそばにいて訴えを受容し、疼痛部位をさする、タッチング S）だいぶましになりました。ありがとうございます。（9月9日、16日） O）夜間や透析中に右肩〜前腕の疼痛が増強する。実施中、疼痛を訴えることなくうとうととされる。右肩〜前腕をさするおよびかばう様子もみられない。（9月16日） 　　タッチングにてすぐに入眠される。（16日） TP：ホットパック使用 S）あー、だいぶましになる。（9日）じわじわ温かくなります。眠たくなってきました。（16日） O）透析中ホットパックを実施する。実施後すぐに入眠される。（9月16日） 　　側臥位になり、肩をさすりながら数十分後覚醒される。（9日） 　　高分子吸収体のホットパックを使用して、1時間ほど寝息を立てられ睡眠される。疼痛を訴えることもなく、さすることをされたりしない。寝返りを打ってもホットパックが外れることはない。　　　　　　　　　　　　　　　　　　　　　　　　　　　　　　③ EP：痛みを我慢せず、ありのままを伝えるように説明する。 S）ホットパックがほしいです（9日）。 　　肩から腕がだるいんです（10日）。 　　最近は痛くならないんです（17日）。 O）肩を中心にさすることが多い。その際に声かけをすることで、痛みを表出される。	

126

が考えられる」(表12-2-③)という部分は、達成できた目標や今後必要とされるケアですから、「評価」に記録することは間違っていません。しかし、「10/17までにインスリン名が……見落としてしまう手技があるのではないかと考える」(表12-2-④)という記載は、Bさんが事実から考えたことですから、「実施した看護の判断」に記録したほうがいいでしょう。

　また、この部分に「10/8にインスリンの種類が変更になった」とありますが、その事実を「計画の実施」に記録しておかなければなりません。

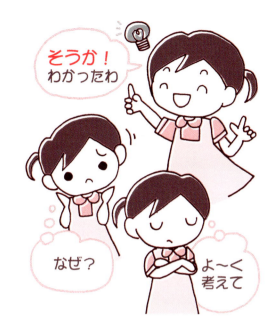

実施した看護の判断（Assessment）	評価（Evaluation）
・患者のそばにいて傾聴することで安心感があり、疼痛部位をさすること・タッチングにより痛みがましになるとの発言もみられたため疼痛が緩和されたと考える。　　　　　　　　　　　　　　　　　　　　　　①	短期目標と長期目標は達成できたと考える。　　　　　　　⑥
・また、点滴袋を利用したホットパックでは、寝返りを打ったときに外れ、肩をさすりながら覚醒することもあったが、高分子吸収体のホットパックでは、寝返りを打っても外れることはない。 高分子吸収体のホットパックでは、温熱持続時間も長く、それに比例して患者の睡眠時間がのびている。ホットパックの使用により疼痛緩和できると考える。さらに、疼痛が出現する前より使用することで疼痛を予防することができると考える。　　　　　　　　　　　　　　　　　　　　　　④	患者の評価により、よい評価を得たホットパックを使用していく必要があると考える。　　　⑦
・さらに肩〜前腕をさすっているときに声かけをすることで、痛みをすぐに表出されている。また、痛いときはホットパックがほしいと表出されるため、痛みを伝えることができていると考える。また、17日の発言から、最近は痛みも緩和されていると考える。　　　　　　　　　　　　　②	
・病院で使用されているホットパックと高分子吸収体のホットパックのどちらがよかったか患者に評価されていないため、今後は評価をしてもらい、よかったほうを利用していくと考える。　　　　　　　　　　　　⑤	

ポイント 3 他者が理解できるように、具体的に表現しよう

　サマリーを見ただけで、他施設の看護師や他病棟の看護師が看護を継続できるように、できるだけ具体的に記録することもポイントです。そのためには、5W1H（when：いつ、who：誰が、where：どこで、why：なぜ、what：何を、how：いかに）を漏れなく記録することが基本です。

　Bさんの記録の「計画の実施」をみてみましょう。インスリン注射に関する主観的・客観的データが記

表12-2 Bさんのサマリー

患者氏名：Tさん（64歳）　　診断名：糖尿病・慢性腎不全

看護診断 Nursing Diagnosis	計画の実施（Implementation）P・O・Sで記載	
♯1　糖尿病や食事・薬物療法に対する知識不足、記憶力の低下による自己管理能力の不足に関連した非効果的健康管理 【インスリン注射】 長期目標：Tさんは退院後、11/30までにインスリン注射を正しい手技で行うことができる。 短期目標：Tさんは10/17までにインスリン注射の手技を身につけ、自力で正しく行うことができる。	【インスリン注射】 P） ・練習用インスリン注射器を用いた手技の確認 ・インスリン注射の練習、手技の確認 S） ・「（インスリン名）わからないです。前に使っていたのはペンフィル30Rです」 ・「2単位を空打ちしてから空気抜きをするんです」 ・「しっかりできるようにならんと帰れへんわあ」 ・「家ではしっかりできていたと思うんですけどね」 ・「注射の方法を書いてみたんです」 ・「ノーベルやったけな？」　　　　　　　　　　　　　　　　　　　　⑤ O） ・「インスリン名が正しく言える」、「針先を上に向け軽く数回はじく」、「ボタンを押したまま針を抜く」手技が行えていなかった。 ・10/10にできていなかった手技をポスターに記入し、説明する。　　　⑥ ・はじめ、注射の手順について口頭にて説明される。その際、「空打ちしてから空気抜きをする」と発言される。 ・メモにインスリン名を記入しておられ、そのメモを確認しながらインスリン名を述べられる。 ・インスリン注射の手技について、できていなかった点を中心に、メモに記入されていた。　　　　　　　　　　　　　　　　　　　　　　　　　　　　⑨ ・10/16看護記録より、「インスリン注射の方法がずさんであった」とある。　⑩ ・インスリン名を「ノーベル」と間違われる。 ・インスリンの名前を言えなかったこと以外は実施できていた。 ・退院後もTさん自身あるいは家族の方が手技の確認を行うように、チェックシートを作成する。	

第12章 ◆ サマリーの書き方

録されていますが、日付の記載が所々にしかありません。そのため、「（インスリン名）わからないです。……」（表12-2-⑤）などの主観的データは、いつの情報なのか、同じ日なのか、あるいは別の日なのかもわかりません。

また、客観的データに、「10/10にできていなかった手技をポスターに記入し、説明する」（表12-2-⑥）とありますが、「実施した看護の判断」には、「10/14には……説明を行った」（表12-2-⑦）とあり、日付が食い違っていますね。

さらに、その少し下に「ポスターを用いて指導を行った翌日には、……手技についても書かれていた」（表12-2-⑧）と記録しているにもかかわらず、「計画の実施」には日付がなく、「インスリンの手技について……メモに記入されていた」（表12-2-⑨）としか記載していません。日付は正確に記録するように気をつけてください。

あいまいな表現をしないことも大切です。たとえば、「10/16の看護記録より、『インスリン注射の方法がずさんであった』とある」（表12-2-⑩）と記載していますが、「ずさん」という表現は、人によってとらえ方がさまざまです。「計画の実施」には、

	実施した看護の判断（Assessment）	評価（Evaluation）
	・入院時（10/6）はペンフィル30Rを使用されていた。10/6のインスリン注射の手技確認では、大腿部に注射されているなど、正確な手技が行われていなかった。また、ペンフィル30Rでの注射の際、単位を合わせるときにダイヤルを何度も回しすぎてしまわれるため、10/8より、ダイヤルを回しすぎても戻すことが可能なノボリン30Rフレックスペンに変更となった。退院後もインスリンの自己注射は継続して行わなければならない。また、Tさんは物忘れしがちなところがあるため、インスリン注射の手技を身につけてもらうことを目的として手技の練習・確認を実施した。 ・計画実施に当たり、まず援助していく点を明確にするために現在のTさんのインスリン注射の手技について、できている部分とできていない部分を明確にするための観察を行った。その結果、「インスリン名が正しく言える」、「針先を上に向け軽く数回はじく」、「ボタンを押したまま針を抜く」手技が行えていなかった。10/14からは、できていなかった手技を重点的に観察しながら、手技の練習を行った。 ・10/14には、ポスターにできていなかった手技をあげ、Tさんに説明を行った。　⑦ ・できていなかった手技を挙げて説明することによって、できていなかった手技があるということの意識づけ、さらにはできていない手技はどこであるかが明確になったと考える。 ・ポスターを用いて指導を行った翌日には、Tさん自身が注射の手技の手順についてメモに記入されており、前日にできていなかった手技についても書かれていた。　⑧ ・Tさんの発言からも正しい手技を身につけたいという発言があり、注射の手技獲得についての意欲がうかがえた。練習を重ねるにつれて、「針先を上に向け軽く数回はじく」、「ボタンを押したまま針を抜く」手技は行えるようになった。	・短期目標である「Tさんは10/17までにインスリン注射の手技を身につけ、自力で正しく行うことができる」は、手技についてはほぼ達成したと考える。　① ・しかし、10/17までに、インスリン名が正しく言うことができなかった。これはTさんが物忘れしがちであることや、10/8にインスリンの種類が変更となったことが考えられる。インスリン名を覚えることができるようにポスターを作成するなどの援助が必要であったと考える。また、「方法がずさんである」という看護記録より、練習中、落ち着いて行うよう促すことでできている手技も実際の注射の時は手早く行い、手技の順序が逆になってしまう場合や見落としてしまう手順があるのではないかと考える。　④ ・外来でのインスリン手技の確認を定期的に行っていくことやその際に落ち着いて手技を行うように指導することが必要だと考える。　② ・物忘れしがちな傾向にあるため、退院後も適切な手技が行えることを目的に、チェックシートを作成した。家族にチェックシートを用いた手技の確認を行ってもらえるように協力を得ることが考えられる。　③

表12-3 Cさんのサマリー

看護診断 Nursing Diagnosis	計画の実施（Implementation） P・O・Sで記載	
♯3冠状動脈の梗塞による心筋の虚血に伴う体循環の低酸素状態に関連した入浴セルフケア不足 長期目標：A氏は退院までにセルフケアが自立する。 短期目標：心臓リハビリテーションの計画に沿い、セルフケアを行うことができる（9/10）	OP：①皮膚の状態、②皮膚の汚れの程度とその部位、③湯またはタオルの温度、④室温、⑤実施前後のバイタルサイン TP：(9/17まで）①洗髪介助、②全身清拭（背部、下肢のみ介助）、③足浴 　　(9/17）④シャワー浴介助（洗髪、背部、下肢末端のみ介助） EP：①心臓に負担のかからない入浴方法、②浴室と脱衣所の温度差を解消する工夫、③④心臓病と入浴時の注意事項 S）トイレにヒーターを置こうと思っています。（足浴時）足が温まると、まるで風呂に入っているようです。（洗髪時）あぁ一気持ちいいね。頭痒いと、気分が悪いからね(9/12)。（シャワー浴時）しんどさはないですね。気分がいいです。大丈夫、立ったまま着替えられますよ！(9/17) O）セルフケア実施前後に大きな血圧の変動はない。① また、胸痛、呼吸苦を含む胸部周辺情報、起立性低血圧認めない。皮膚の汚れ軽度である。援助後、表情明るく発語多い。シャワー浴時など動作が速く、衣服着脱時も立位で行おうとする。②	

事実を記録しますから、看護記録にあったとおり記載してかまいません。しかし、どのように「ずさん」だったのかを情報収集し、「実施した看護の判断」に記録しておく必要があります。

計画の実施とアセスメントを混同しないように

表12-3は、学生Cさんのサマリーです。看護診断は、「冠状動脈の梗塞による心筋の虚血に伴う体循環の低酸素状態に関連した入浴セルフケア不足」です。「計画の実施」には、「セルフケア実施前後に大きな血圧の変動はない」（表12-3-①）とありますが、これはアセスメントです。具体的に、セルフケアの実施前と後の血圧値を記録してください。

また、OPとして皮膚の状態など5つの項目をあげていますが、「清潔行動」が抜けています。Cさんは実際には「シャワー浴時など動作が速く、衣服着脱時も立位で行おうとする」（表12-3-②）と記録しているように、患者の清潔行動を観察しています。その客観的事実から、「清潔動作は、不快感や瘙痒感を軽減するだけではなく、……安全に清潔セルフケアが実施できるように進めていく必要があると考えられる」（表12-3-③）とアセスメントもできています。

「評価」の「セルフケア時の動作が速いため、バイタルサインの変動に注意して観察を継続していく」（表12-3-④）という部分は、具体的に表現できています。

自分が書いたサマリーを読んで、ほかの看護師が継続看護できるかどうか、学生どうしで読み合わせをしてみるといいでしょう。

実施した看護の判断 （Assessment）	評価 （Evaluation）
A）実施前後にバイタルサインの大きな変動なく、また胸部症状などの出現も見られなかったことから、過度の心負荷を与えることなく清潔援助が実施できたと考えられる。 　清潔援助後、瘙痒感、不快感が消失し、変わって表情がより明るくなったことからも、爽快感が出現したものと考えられる。バイタルサインなどをアセスメントしたうえで、安静度の拡大に準じ、セルフケアを促したことによって過度の心負荷を与えることなく、セルフケアの拡大が図れたものと考えられる。 　洗髪時やシャワー浴実施時に、そのつど注意事項を説明、指導した結果、冬季には脱衣所にヒーターを置くといった解決行動を、具体的にＡ氏から聞くことができた。しかし、一方でシャワー浴中にも動作が速く、また以前と同じように立位で更衣を行おうとするなど、病識が薄いととれる言動が多く見られている。 　清潔動作は、不快感や瘙痒感を軽減するだけでなく、社会で生活するうえでも欠くことのできない重要なものである。しかし、シャワー浴などが心臓に及ぼす負担は大きく、心疾患をもつ人にとっては注意が必要な動作でもある。そのことをＡ氏にも理解してもらい、安全に清潔セルフケアが実施できるように進めていく必要があると考えられる。　　　　　　　　　　　　　　　　　　　　　　　　　　　③	バイタルサインなどをアセスメントしたうえで、安静度の拡大に準じセルフケアを進めることができたため、目標は達成できたと考えられる。今後、疾患の理解を深めてもらうようさらに指導をし、セルフケアが安全に実施できるように援助していく必要がある。同時に、セルフケア時の動作が速いため、バイタルサインの変動に注意して観察を継続していく。　　　④

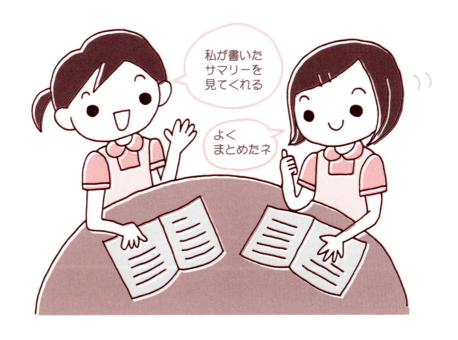

コラム

実習で出会う主な症状や徴候②

■脳神経疾患(月)	
ラセーグ徴候	下肢を70°までもち上げる間に痛みを伴う
ブルジンスキー徴候	仰臥位の頭部挙上で膝がもち上がる（髄膜炎、クモ膜下出血）
ケルニッヒ徴候	仰臥位で膝を90°に曲げた状態から135°以上に伸展しない
バビンスキー反射	足底外側部の擦り上げで、母趾は背屈し、他の4趾は扇のように開く
下垂手	橈骨神経麻痺により、手首から先が垂れた状態
猿手	正中神経麻痺により、親指が他の4本の指と同一平面上となり、扁平な手となる
鷲手	尺骨神経麻痺により、ものをわしづかみにするような手つき
間欠性跛行	歩くと下腿の筋肉が痛むが、休憩をとると軽快する。バージャー病や脊柱管狭窄症でみられる
舞踏病様運動	歩行時にダンスをしているような運動（不随意運動）
ミオクローヌス	筋群の一部の急激な運動で、すぐにもとに戻る（不随意運動）
チック	顔面・頚部・体躯のすばやい瞬間的な筋収縮（不随意運動）
ブローカ失語	言語の理解はあるが話すことができない
ウェルニッケ失語	言語の理解はできないが、意味不明な自発言語はある
失行	中心前回（前頭葉）の障害により、以前できた行動ができない
失認	中心後回（頭頂葉）の障害により、以前できた認識ができない
健忘症	記憶障害。完全健忘、部分健忘がある
記憶力低下	過去の出来事を憶えておく能力の低下
記銘力低下	過去の出来事は思い出すが、最近の出来事は思い出せないなど、現在の事を覚える能力の低下
共同偏視	両眼球が同一方向を向いている。大脳脳出血、間脳出血、小脳出血などでみられる
見当識障害	自分のいる場所、日時の認識ができない
人形の眼現象	頭を他動的に左右（または上下）に回転させると眼球が反対方向に動く
垂直眼振	脳幹出血では眼球が上下に振れる
水平眼振	小脳障害や内耳神経障害があると、眼球が左右に振れる
同名半盲	視索の障害の障害で、片側の視野に欠損が生じる
両耳側半盲	視交差部の障害で、左右両側の視野に欠損が生じる
複視	動眼神経、滑車神経、外転神経麻痺があると、左右に動く物を眼で追わせると二重にみえる
傾眠	刺激で覚醒するが、刺激が途絶えると再び眠ってしまう
混迷	刺激に反応し、手足を引っ込めたり、払いのけようとする。簡単な指示や質問に応じることもある
半昏睡	痛覚刺激に対して払いのけるような反応はないが、逃避反射を示す
昏睡	腱反射、瞳孔反射、角膜反射はあるが、痛みに対する反応はない
深昏睡	腱反射、瞳孔反射、角膜反射は消失し、痛みに対する反応はない
■その他の疾患症状	
眼球突出	バセドウ病にみられる特徴的症状で、眼球部が突出する
満月様顔貌	赤く腫れた顔貌で、クッシング症候群にみられる
野牛肩	広く厚い肩で、クッシング症候群にみられる
中心性肥満	体幹のみ肥満で、クッシング症候群にみられる
皮膚線条	下腹部の赤色線条で、クッシング症候群にみられる
蝶形紅斑	膠原病（SLE）にみられる特徴的症状で、顔面に蝶形の紅斑が出現する
紅潮	顔面にみられる紅潮。アナフィラキシーショックや一酸化炭素中毒でみられる
アーモンド臭	アーモンド臭、シアン中毒、青酸化合物中毒
スプーン状爪	鉄欠乏性貧血にみられる症状で、爪甲が陥凹（匙状）する
テタニー	血中のカルシウム濃度の低下により、上肢の第1～3指が伸展。筋肉の持続的な硬直をきたす

資料編

看護過程のもとになる「理論」

　皆さんが実習記録で看護過程を展開するときに使う看護理論とは何でしょうか。ヘンダーソンだったり、オレムやロイと、学校によってさまざまでしょう。ナイチンゲールが初めて看護に知的体系を与えてから1世紀半近くが経ち、それまでに多くの偉大な研究者が輩出され、実にさまざまな看護理論が生まれています。

　看護理論は「理論体系」である以上、すべてを理解するのは容易ではありません。しかし多くの理論には、その「概略」を理解するのに役立つ模式図なり、言葉があります。
　ここでは、看護理論に大きな影響を与えて今も看護実践の場で使われ続けている理論と、主な看護理論を紹介します。

1 基礎理論編

　ここでは「マズローのニード論」「セリエのストレス適応理論」「フィンクの危機モデル」「キューブラー・ロスのモデル」「防衛機制」など、看護理論に大きな影響を与えた、あるいは看護をするうえで欠かせない、対象理解のもとになるようなさまざまな「理論」を紹介します。
　これらの理論に基づいた視点で患者さんをみてみると、いつもとは違った見方ができるかもしれません。実習でのアセスメントの根拠にも、ぜひ使ってみましょう。

マズローの「ニード論」
アブラハム・H・マズロー（Maslow, A.H）
主な著書　『完全なる人間：魂のめざすもの』

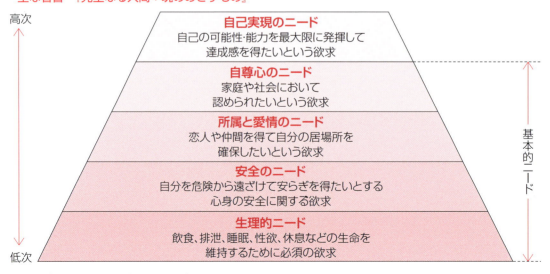

図　マズローのニード論（欲求階層説）

◆資料編

　人間の基本的欲求（ニード）についてはさまざまな理論が展開されていますが、最も看護に影響を与えた理論家といえば、ユダヤ人の心理学者であるアブラハム・H・マズローが真っ先にあげられます。

　マズローは「人間は低次元の本能に支配されている」というそれまでの通説を批判し、人間の欲求（ニード）は図に示したような5段階のピラミッドを形成していて、下位のニードがある程度満たされれば、また別のニードが出現し、人間の意識を支配し、そのニードの満足に向かって行動がコントロールされると考えました。人間の行動を動機づけるニードは強弱があり、階層になって配列されているということを言及しています。このことから、マズローのニード論は欲求階層説ともよばれています。

　このニード論は、とくにヘンダーソンの看護理論に大きな影響を与えています。

セリエの「ストレス適応理論」

ハンス・セリエ（Hans. Selye）
主な著書　『現代社会とストレス』

警告反応期　身体がストレスを認識し、それに対する適応行動に移る準備をします。ショックに対する適応がまだ現れていない前半の「ショック相」と、生体防衛反応が現れる後半の「反ショック相」に分けられます。ショック相では、体温低下、血圧低下、血糖値の低下、神経活動の抑制、筋緊張の低下、血液の濃縮、組織崩壊、急性胃腸潰瘍などが出現し、反ショック相では副腎肥大、胸腺リンパ組織の萎縮、血圧の上昇、体温の上昇、血糖値の上昇、神経活動の上昇、筋緊張の増加などが起こります。

抵抗期　警告反応期を過ぎてもストレスが持続した場合、生体防衛反応が完成して適応現象が安定する抵抗期に入ります。ストレッサーと抵抗力がバランスを取っている時期です。しかし、適応を続けるにはエネルギーが必要ですから、ストレスがなくならなければやがてエネルギーが消耗して適応力が低下していき、疲憊期に入ります。

疲憊期　ストレスに対する抵抗力が失われ、警告反応期のショック相と同じような身体状態が起こり、ストレス関連疾患が生じます。最後には死に至ることになります。

　生理学の立場からストレスに対して生体に起こる反応を研究し、「ストレス学説」を考えたのが、カナダの生理学者であるハンス・セリエです。

　動物は外界から有害作用を受けると脳下垂体から副腎皮質刺激ホルモン（ACHT）の放出が増加し、その結果、副腎髄質ホルモン（アドレナリン）が血中で増加します。セリエは、これがストレスの正体であると考え、そのような反応を引き起こす有害作用をストレッサーとよびました。

　ストレッサーには、寒冷、高熱、外傷、振動などの物理的、生理的なもののほか、不安、悲しみ、人間関係などの心理的なものがあげられています。

　ストレッサーを受けると、闘争あるいは逃走の態勢を取るために、筋肉の緊張、血圧の上昇、脈拍の増加、血液中の糖分の増加などが起こり（ストレス状態）、上記にあげたような経過をたどることを科学的に証明しました。

ファンクの「危機モデル」

ファンク（Fink, S.L.）
主な著書 『Crisis and motivation：A theoretical model』

①衝撃の段階	最初の心理的衝撃の時期です。自己保存の脅威を感じ、強度の不安やパニックに襲われて、身体症状が出現することもあります。静かで落ちついた環境を用意し、傾聴・受容の態度で接します。
②防衛的退行の段階	危機の意味するものに対抗して自分自身を守る時期です。現実否認で心的安定を得ようとします。支持・見守ることが必要で、現実思考の援助は行いません。
③承認の段階	危機の現実に直面する時期。現実否認では解決できないことを認識し、喪失に対する無力感や自己軽視を体験しつつ現実を吟味し始めます。傾聴・誠実なサポートと強い励ましが必要です。
④適応の段階	現実認知、建設的な方法で積極的にその状況に対処する時期です。専門的な知識・技術と自信のある態度で患者の自立への指導・励ましが必要になります。

　フィンクは、危機とは、ストレスに満ちた出来事に遭遇して喪失を知覚し、従来、個人がもっていた対処能力では対処できなくなった結果、不安が強くなった状態であるとみなしました。そして、危機に陥った人がたどる過程を、衝撃、防衛的退行、承認、適応の4段階で表し、それぞれの段階における介入のあり方を示しています。このモデルは突然の予期せぬ出来事に陥った人の理解と危機介入に有効です。

　しかしながら、危機を経験した患者は、この4つの段階を順を追ってクリアしていくこととはかぎりません。防衛的退行の段階を経て承認の段階に進み、再び防衛的退行の段階へと戻ることもあります。このように患者は適応の段階に至るまでにさまざまな過程をたどっています。
　医療者は、その患者の段階をみきわめる必要があり、ニードに応じた援助が必要となります。

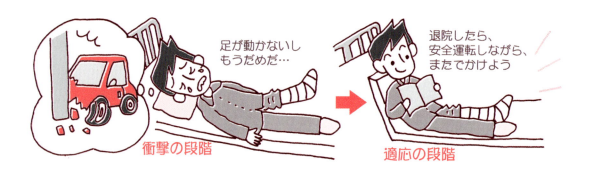

キューブラー・ロスの「死の過程と諸段階」

キューブラー・ロス（Kubler Ross, E）
主な著書 『死ぬ瞬間－死とその過程について』

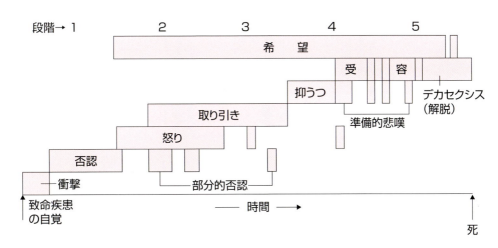

（E・キューブラー・ロス著、川口正吉訳：死ぬ瞬間－死とその過程について。完全新訳改訂版　読売新聞社、1998）
図　死の過程の諸段階

　スイスのチューリッヒで生まれたキューブラー・ロスは、精神科医のC.G.ユングの影響を受けた1人で、結婚後ニューヨークに移り住みました。いくつかの病院勤務を経たのち、1965年、シカゴ大学ビリングズ病院精神科に勤務し、そこで「死とその過程」についてのセミナーが始まりました。1960年代のアメリカでは、死について語ることはタブーとされており、医師からも忌み嫌われ、周囲からは「死体を漁るハゲタカ。臨死者の感情を食いものにしている」と非難を受けていました。しかし、1969年に発表された「死の過程の諸段階」は世界中に知られるようになりました。

　キューブラー・ロスは、200人以上の末期がん患者のインタビューを行って、心理状態の推移について段階説を唱えたもので、否認→怒り→取り引き→抑うつ→受容の5段階に分類されています。

　このモデルは、末期がん患者の死に関するものでしたが、致命疾患を宣告された患者や類似の危機状況におかれた対象者にも適応可能で、臨床のさまざまな場面で使用されています。

第1段階──否　認：癌であることを知ると、ほとんどの患者が、その事実を否定しようとして拒絶する。
第2段階──怒　り：なぜ自分がこのような病にかからねばならないのか、怒りがこみ上げる。怒りはあらゆる方向に向けられ、多くは攻撃や非難の言動となって表出する。
第3段階──取り引き：人々や神に対して何らかの申し出をし、約束を結ぼうとする。その取り引きによって、苦痛を回避する手段をとる。
第4段階──抑うつ：すべてと決別するための準備的悲嘆が抑うつである。どんなに否認しても逃れられない状況に対し、抑うつ状態を示す。
第5段階──受　容：置かれた状況を自分の運命と受け止め、死を受け入れる。

フロイトの精神分析理論による「防衛機制」

ジグムント・フロイト（Sigmund Freud）
主な著書 『精神分析学入門』

①退　行	指しゃぶりや赤ん坊言葉などの「幼児がえり」にみられるように、困難な状況に直面したとき、以前の発達段階に逆行してしまうことです。健康な退行は一時的で、何かあれば、その時点の大人の自我に戻ることができます。
②抑　圧	自我が不安を呼び起こされるような、不快な衝動や記憶を抑えてしまうことをいいます。意識的なものを抑制、無意識的なものを抑圧といいますが、厳密に区別されているわけではありません。人格形成の基礎的条件ともなり、バランスある人間関係の維持には適切な抑圧が必要ですが、過剰になると人間関係に支障をきたします。また、無意識に閉じ込められた内容は神経症などの症状として現れてきます。
③反動形成	無意識に抑圧している衝動を、逆の態度や行動で表現化することをいいます。やり過ぎや度が過ぎるかたちで表出されるもので、過剰になると二重人格的病理を形成します。
④否　認	自我を不安に陥らせるような、不快で苦痛を感じる現実の認識を否定することをいいます。過剰になると、現実の自分を認めない病的反応になります。
⑤打ち消し	罪悪感を伴う行為をした後で、それを打ち消すような行動をとることをいいます。具体的には、相手を非難した後で機嫌をとったりほめたりすることなどです。
⑥投　影	投射ともいい、自分の感情や衝動を外界の人や対象物に移しかえて非難・攻撃することをいいます。自分の攻撃性を他人に投影して、他人が自分を攻撃しているとします。妄想の説明によく用いられます。
⑦置き換え	欲求の対象を他の対象に置き換えることで、代理の意味もあります。一時的に危機は回避できても、元の対象への感情は抑圧され、神経症などの症状として表出されます。親との関係を他の人に対して持ち続けるときは転移とよばれます。また、昇華では、抑圧された欲求がスポーツなど社会的文化的に価値あるものに置き換えられます。
⑧取り入れ・同一化	対象の特性を自分の物とし、一体化することです。母親の愛情やしつけから基本的信頼や道徳・規範などを獲得し、尊敬・信頼できる人物の特性を取り入れて成長していくなど、人格の形成の重要な役割を果たします。

◆ 資料編

⑨合理化	不安や罪悪感を免れるために、自分の都合のいいように倫理的・論理的な理屈づけをすることをいいます。昇華や青年期に活発となる知性化と違うのは、充足しようとする欲求が低い水準に止まっていることです。
⑩その他	**逃避**：困難な状況から逃げることをいいます。空想への逃避や、現実のほかのことへの逃避、病気への逃避などがあります。 **転換**：抑圧された葛藤が知覚や身体症状に置き換えられることをいいます。ヒステリーの身体症状などを指します。 **分離**：隔離ともいい、精神内容と情動のように本来あるべき相互の関係を断ち切ることをいいます。

精神分析の創始者であるジグムント・フロイトで、人間の精神機能をイド（id）、自我（ego）、超自我（superego）という3つの機能の相互作用としてとらえました。

イドとは、本能的な衝動が含まれる無意識的なエネルギーの根源のことです。すなわち、ありとあらゆる種類の「〜したい」「〜がほしい」といった本能的な欲望や生理的な衝動がわき上がっていることで、快楽を求め、不快を避けるという快感原則に従う動物的な生きる力ともいえます。

自我とは、自分で受け容れているパーソナリティの部分です。自己中心的に快楽を追い求めるイドを現実の状況や対人関係といった条件に合わせてコントロールする機能です。イド（本能的欲望）と超自我（禁止事項、命令、倫理的基準や判断、良心）の間の力関係の調整の働きもします。すなわち、生活環境に適応したきわめて現実的な判断を行うのが自我の役割です。

超自我とは、社会の倫理的な基準や判断が内面化されたもので、道徳的態度や良心に代表されるものです。イドや自我よりも形成される時期は遅く、約4〜5歳頃に形成・発達してくる心的機能です。

たとえば、「人を傷つけてはいけない」「朝、人と会ったときには、必ず挨拶をしなければならない」「嘘をついてはいけない」など、私たちは、個人差はあったとしても、社会や他人に適応するための内面化されたルールをもっており、それを無意識的に守っています。つまり、自分自身に科したルールを内面化してもっています。フロイトは、超自我の起源として、親のしつけを重要視しています。

欲求を充足しようとするイドと欲求を抑制しようとする超自我、両者を調整する自我という3つの機能が相互に作用（せめぎ合い）しあっていると、フロイトは説きました（心的装置理論）。

そして、フロイトは自我がイドと超自我との関係において生じる不安から自らを守るためにさまざまな手段を用いることを明らかにしました。

たとえば、人間は外部から危険が迫ってくると、自分を守ろうとします。また、不快な状況に直面した場合や自分の内的な衝動（欲求など）を満足できなかった場合にも自分を守ろうとします。これを防衛とよび、危機的状況に対して心理的に自分を守る心の働き（不快感につながる不安・恐怖・苦痛・罪悪感・落胆などの心理状態が起こらないようにする）を防衛機制とよびました。

この防衛機制は、精神分析の中心概念の1つで、内的な欲求の充足と、外界への適応との葛藤を無意識に調整し、心の安定を得ようとする自我の働きです。これは自我の安定のために欠かせないものですが、過度の防衛機制になると不適応となり、病的反応をもたらします。そのため、過度の防衛機制を和らげるアプローチが必要となります。

139

2 看護理論編

　ここでは、ナイチンゲール、ヘンダーソン、ペプロウ、オレム、ロイ、トラベルビーなどの看護理論を紹介しています。どの理論もまず「人間とは何か」を考え、そのうえで「看護とは何か」を導き出していることがわかると思います。どの理論が優れているということはなく、どれも看護を考えるうえで含蓄に富むものばかりです。学校で学んでいる理論のほかに、もし興味のあるものがあれば原書や解説書を読んでみるのもよいでしょう。

ナイチンゲールの看護理論

フローレンス・ナイチンゲール（Florence Nightingale）
主な著書　『看護覚え書』(Notes on Nursing)

- ●**看護**——患者の生命力の消耗を最小にするように生活過程を整えること
- ●**人間**——環境から影響を受ける存在で自然治癒力をもっている
- ●**環境**——患者をめぐるすべての環境をいうが、特に物理的環境が主である
- ●**健康**——人間のもつ力を最大限に発揮させることによってよい状態を維持すること、また、病気は回復過程である

　『看護覚え書』のサブタイトルを知っていますか。「What It Is and What It Is Not」、つまり「何が看護で、何が看護ではないのか」です。この言葉はナイチンゲールの看護観を端的に表していると考えられています。彼女は、本書を通じて、「何が看護で、何が看護ではないのかを自分自身で考えてみましょう。そうすれば2項対立のなかから看護の本質がみえてきます」と教えてくれているのです。

　看護を初めて知的体系に押し上げたのはナイチンゲールといわれており、そのため、彼女は「近代看護の創始者」といわれています。上記の4つの言葉は『看護覚え書』のなかから抜き出したものですが、皆さんも「看護とは何か」を、ここで改めて考えてみてください。

ヘンダーソンの「14項目の基本的ニード」

ヴァージニア・ヘンダーソン（Virginia Henderson）
主な著書　『看護の基本となるもの』(Basic Principles of Nursing Care)

1. 正常な呼吸
2. 適切な飲食
3. 排泄
4. 身体の移動と適切な体位の保持
5. 睡眠と休息
6. 着衣と脱衣
7. 体温の維持
8. 清潔を保つ
9. 危険を避ける
10. 感情表現とコミュニケーション
11. 信仰心
12. 仕事
13. レクリエーション
14. 好奇心の探求

◆資料編

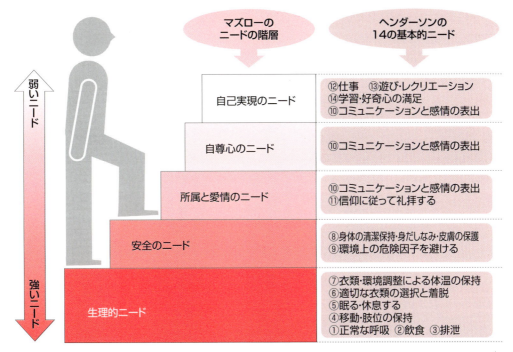

図　ニードの優先順位

（竹尾惠子監：超入門 事例でまなぶ看護理論。学習研究社、2000より一部改変）

「ニード」とは、人として生きるために必要な欲求をいいます。「水を飲みたい」「食べ物を食べたい」などの生物として生きるために必要な生理的ニードのほか、「人から愛されたい」など、人間社会のなかで人間らしく生きるための心理的・社会的ニードがあります。

ヘンダーソンは、心理学者のマズローが提唱したニード論（欲求階層説）の影響を強く受けています（p.134 参照）。

簡単に言えば「人間のニード（欲求）は5つに分けられ、それは5段階のピラミッドのような層をなしている」という説です。その5つのニードとは、下位から「生理的ニード」「安全のニード」「所属と愛情のニード」「自尊心のニード」「自己実現のニード」であり、下位の欲求がある程度充足しなければ上位の欲求は現れないと、マズローは考えました。ヘンダーソンはマズローの考えた5つのニードをさらに14の項目に細分化したのです。

ヘンダーソンの「14項目の基本的ニード」を、マズローの5段階と比較すると図のようになります。

ヘンダーソンは人間を「基本的欲求をもつ存在」と定義し、「14項目の基本的ニード」を自らの力で満たすことができる人間が「健康である」としています。患者が自分自身でニードを充足できない部分を補い、援助するのが看護の役割になります。

しかし、患者の年齢や性別、気質（性格）、情動状態、社会的・文化的背景、知力、栄養状態、運動能力、感覚状態など、患者個々において異なるため、基本的欲求に影響を及ぼすことを考慮する必要があります。さらに、ショック、電解質異常、酸素欠乏、意識障害などの病理的な状態によって、患者の基本的欲求が変化することがあります。

このような患者の心理的・社会的状態および疾病や障害の状況をすべて把握したうえで、看護の方法を判断していく必要があります。

ヘンダーソンの理論はシンプルで、アセスメントすべき項目がはっきりしているため、看護過程に適用しやすいという面をもっています。そのため、現在も教育や臨床のさまざまな場面での看護過程の展開に多く使われ続けているのです。

ペプロウの「患者・看護者関係の4つの段階」

ヒルデガード E．ペプロウ（Hildegrad E.Peplau）
主な著書 『人間関係の看護論』（Interpersonal Relations in Nursing）

①方向づけ（orientation） 患者と看護師は互いに見知らぬものとして出会います。しかし、患者は「ニード」を持ち、専門的な援助を求めています。看護師は、患者や家族とともに「今何が起こっているか」「何が問題なのか」を明らかにしていく時期です。こうした努力を通じて相互に協力関係が生まれ、援助関係が形成されます。

②同一化（identification） 患者は、看護師を「ニードを満たしてくれる人」と認めて、「自分が何を求めているか」「看護師は何をしてくれるか」ということを知ります。看護師も患者の考えや態度を理解する時期です。密度の濃い人間関係を通じて所属感のニードが満たされ、問題に対処する能力が持てるようになります。

③開拓利用（explotion） 看護師によってサービスが提供され、患者はサービスを受けながら問題に対処しようと努める時期です。患者は次第に責任と自信を持って問題に直面し、挑戦していく力を得ます。しかし一方、挫折や不安を経験する時期でもあります。

④問題解決（resolution） 患者のニードが満たされ、患者 - 看護師関係を解除する時期です。両者はより成長した2人の独立した人間になることができます。

ペプロウは、「患者は病気という体験をとおして看護師から学び、成長を遂げ、看護師も患者をケアすることから学び成長することが看護の本質である」と述べています。彼女は自身の理論のもとに対人関係をとらえ、患者 - 看護師関係は「発展していく過程である」と考えました。その過程は①方向づけ、②同一化、③開拓利用、④問題解決の4つの局面で構成されると述べています。そのうえで看護師の役割を、①未知の人の役割、②情報提供者の役割、③教育的役割（知識の伝授と体験的教育）、④リーダーシップ的役割、⑤代理人的役割、⑥カウンセラーの役割と定義しているのです。

①未知の人の役割

患者と看護師の最初の出会いは、お互いが見知らぬ人間どうしであるため、看護師は礼儀正しく接し、偏見をもたず、患者のあるがままの姿を受容します。

②情報提供者の役割

患者が必要としている健康に関する情報を提供します。

③教育的役割

患者に知識を提供とするという教育者としての役割があります。

④リーダーシップ的役割

患者は看護師を協力者とみなし、看護師は患者の健康問題を解決できるように援助していきます。

⑤代理人的役割

看護師は、患者から代理人の役割を求めらることがありますが、患者を依存的な状態から自立した状態へと導く役割があります。

⑥カウンセラーの役割

患者自身が自分に何が起こっているかを理解し、行動できるように援助していく役割があります。

オレムの「普遍的セルフケア要件」と「基本的看護システム」

ドロセア E. オレム（Dorothea E.Orem）
主な著書 『看護論：看護実践における基本概念』（Nursing:Concept of Practice）

▼普遍的セルフケア要件
1. 十分な空気摂取
2. 十分な水分摂取
3. 十分な食物摂取
4. 排泄過程と排泄に関するケア
5. 活動と休息のバランス
6. 生命・機能・安寧に対する危険の予防
7. 孤独と社会的相互作用のバランス
8. 人間の機能と発達の促進

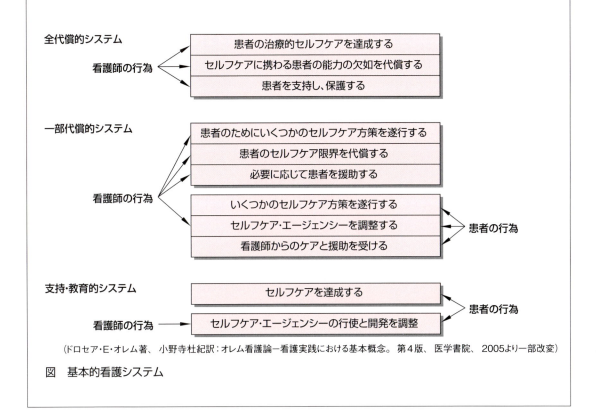

（ドロセア・E・オレム著、小野寺杜紀訳：オレム看護論—看護実践における基本概念。第4版、医学書院、2005より一部改変）

図　基本的看護システム

　オレムは、「人間は自分自身で病気を予防し、さらには健康を維持していこうとする」というセルフケアの概念を重視し、看護者は患者自身がセルフケアを獲得できるようにケアを提供して援助しなければならない、と考えました。そして、セルフケア行動がめざす目的を「セルフケア要件」として、①普遍的セルフケア要件、②発達的セルフケア要件、③健康逸脱に対するセルフケア要件、の3つをあげています。

　上記であげた「普遍的セルフケア要件」はすべて

の人に共通する基本的ニーズで、よくヘンダーソンの「14項目の基本的ニード」と比較されます。「発達的セルフケア要件」は人の成長に関連する基本的ニーズ、「健康逸脱に対するセルフケア要件」とは、疾病や障害、その治療に関係するニーズをいいます。この3つの視点から対象者をみていけば、その全体像をとらえることができます。

さて、対象者の全体像が把握できたら、その次に実際にアプローチをしなければなりません。オレムは、対象者のセルフケア不足を補う方法として、「全代償的システム」「一部代償的システム」「支持・教育的システム」の3つの方法をあげています（基本的看護システム）。

それぞれ簡単に説明すると、全代償システムは、セルフケア能力に限界があって自分自身でセルフケアを行うことができない対象者に対して用いられるもので、全面介助といえます。

部分代償システムは、対象者自身がある程度までセルフケアを充足できる場合に用いられるもので、できない要件を看護者が援助する部分介助ということができます。

支持・教育システムは、あらゆるセルフケア要件を自分自身で充足する能力があるにもかかわらず、意思決定などの判断をすることができない対象者を援助するときに用いられるものです。

ロイの「適応モデル」

シスター・カリスタ・ロイ（Sister Callisuta Roy）
主な著書　『ロイ適応看護モデル序説』（Introducution to Nursing An Adaptation Model）

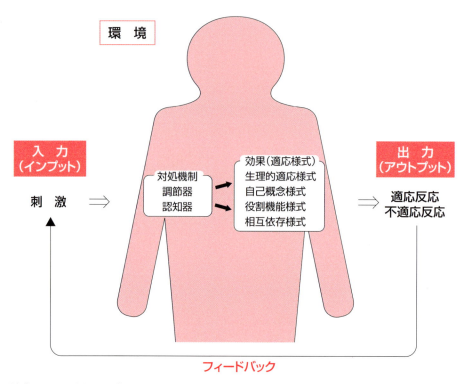

図　適応システムとしての人間

ロイは、人間を1つの「システム」としてとらえました。これは「システム理論」に基づく考え方です。システム理論とは、「個々が互いに作用し合いながらも全体としてのまとまりをもつもの」を対象とした理論です。人間をシステムととらえたとは、「コンピュータのようなもの」ととらえたと理解するとわかりやすいかもしれません。

コンピュータは情報の「入力（インプット）」、それに対する「出力（アウトプット）」という反応の関係で成り立っていますが、人間もそれと同じだということです。しかし、ただのシステムではなく、「絶えず変化する環境と相互に作用し合う全体的適応システム」である、と述べています。

つまり、人間はさまざまな環境に対応できるシステムであると考えたのです。それは、「環境に対して自分自身が最も快適な状態でなじむこと」を指しています。

入力（原因）と出力（結果）だけでは環境に適応しませんが、ロイはそれをどのように考えたのでしょうか。

ロイは、人間がある程度まで環境に適応できるのは、2つの「調整器官」があるからだと述べています。内分泌系や自律神経系などの身体にかかわる「調節器」、精神にかかわる「認知器」の2つです。この2つの「調整器官」によって、人間の適応能力はコントロールされています。

加えて、これら2つの調整器官による適応には、4つの様式があるとも述べています。呼吸、栄養補給、排泄、活動・休息、防衛などの「生理的適応様式」、自分を身体的・人格的にどのようにとらえているかということであり、患者のボディ・イメージの変容などにも大きくかかわる「自己概念様式」、自分自身を社会的な枠組みのなかでどのようなものととらえているかに関連する「役割機能様式」、自分に対して影響を与える家族や親友、恋人などの「特別な他者」との人間関係を示す「相互依存様式」の4つです。人間にはこれら4つの適応スタイルがあるという理解が、ロイの理論の重要な鍵になっています。

人間は外部からさまざまな刺激を受けながら生きていますが、その刺激は私たちの身体と精神の両側面から入力されます。そして、その両側面においてあらゆる刺激は現象としてとらえられ、その結果として、実際の行動という出力が生じます。これが人間の行動パターンです。出力には適応と不適応という両方の結果がありますが、人間はある刺激に対して不適応という結果が出たときに、それを再び適応にもっていくために入力→出力を繰り返す機能がある、とロイは考えたのです。これが「フィードバック」とよばれるもので、「結果情報を原因に反映させて調整すること」という意味で使われています。

同じ刺激を与えても、その反応は人によって違い、また体調や気分によっても違います。人は外部からの刺激に対して常に適応できるとはかぎりません。現実には不適応の状態に陥ることが多く、フィードバックを繰り返しても不適応になった場合には、外部からの援助が必要になります。何らかの原因で環境に対して適応できなくなってしまった人がいたら、その人が再び適応できるように促していくのが看護の役割である、とロイは述べています。

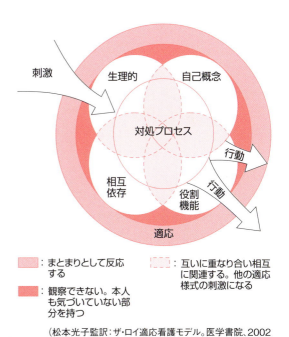

（松本光子監訳：ザ・ロイ適応看護モデル。医学書院、2002より改変）

図　「全体性」をもつ人間としてとらえるポイント

トラベルビーの「人間対人間の関係」

ジョイス・トラベルビー（Joyce Travelbee）
主な著作　『人間対人間の看護』（Interpersonal Aspects of Nursing）

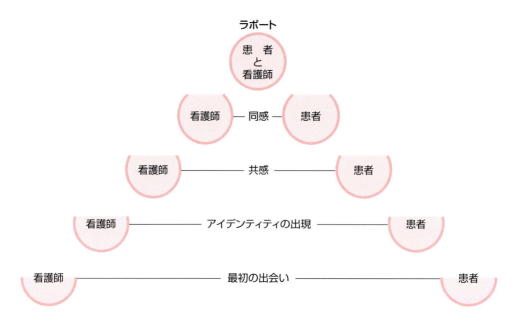

図　人間対人間の関係　　（A.M.トメイ編著、都留伸子監訳：看護理論家とその業績。第3版、医学書院、2004より一部改編）

　トラベルビーは看護を人間関係の立場からとらえ、看護は看護者と患者が1対1の人間関係を構築していくなかで行われるものだと考えました。そして、看護師対患者の対人関係は図のように、①最初の出会い、②アイデンティティの出現、③共感、④同感という4つの段階を経て完成に向かう、と述べています。

①最初の出会い
　当たり前ですが、人間関係の第一歩はファースト・コンタクトから始まり、両者はさまざまな第一印象を抱きます。この第一印象はとても重要で、それは後々まで残っていきます。
　トラベルビーは最初の出会いにおいて、看護者対患者の枠組みだけで関係を構築していくのでは不十分だと述べています。1人の人間として、人間対人間の関係を構築していくことが重要であるとしているのです。

②アイデンティティの出現
　最初の出会いを通じて、それぞれに第一印象をもった両者がさらに関係を深めていく段階です。この段階では、お互いを自分とは異なる独自の人間として認識します。「最初の出会い」が、相手に自分という人間をわかってもらおうとする時期であるとするならば、ここでは相手の他者性を認めつつ、自分と共通する部分、しない部分などを互いに知り合う時期といえるでしょう。

③共　感
　共感は、他者のバックグラウンドにあるさまざまな体験を共有し合うことで生まれています。そして、共感を覚えることができると、相手が今後とるであろう行動を予測することが可能になるのです。
　しかし、ここで気をつけなければならないのは、相手を理解するためには同時に自分自身のことも伝えなければいけない、ということです。一方通行で

はよい人間関係は生まれません。

④ 同　感

　「他人の感情に身を投じる能力がないとしたら、看護に携わるべきではない」。これはナイチンゲールの言葉ですが、患者の病気によって引き起こされた苦痛や悩みを解消してあげたいと願えば、おのずと患者の感情を自分のことであるかのように追体験することになります。そこで生まれるのが同感です。患者は、さも自分のことのように考えて行動してくれる看護者の姿を見て、「この人は私のことを本当に思ってくれている」と、次第に信頼を寄せるようになるのです。

⑤ ラポート

　トラベルビーは人間関係構築の最終地点を「ラポート」とよんでいます。これは「関係性」「疎通性」という意味をもつフランス語です。この段階において看護者と患者は人間対人間の関係を構築でき、患者の苦痛や悩みは解消され、看護の目標も達成されるとしています。彼女はこれを「看護の終着点」と言い表しています。

オーランドの「看護過程理論」

アイダ・ジーン・オーランド（Ida Jean Orlando）
主な著書　『看護の探求—ダイナミックな人間関係をもとにした方法』（The Dynamic Nurse-Patient Relationship:Function,Process and Principles）

---

1 患者が「そのとき・その場」の苦痛を表現でき、看護師はそれを患者行動としてとらえることができる。オーランドによれば、看護過程は患者の行動によって始まる。患者の行動はニードの表現であり、言語的なものと非言語的なものがある。

2 患者の行動と看護師の反応の一連の相互交換は、患者が自分の援助を要するニードを認識できるよう積極的に援助する。看護師の行為は、患者の行動の解釈に基づく。これは、意図的なものと非意図的なものがある。

3 看護師は、ニードが充足できるように妥当な援助方法を患者と一緒に見いだす。看護を実施し、ニードの充足状態を確認する。

4 ニードが満たされたかどうかの評価が、患者が表す行動上の変化に基づいて行われる。患者の行動に始まり、看護師の反応と行為を経て、最後に患者の行動に戻る、とするからである。

5 看護過程（患者と看護師の相互作用）によって、患者の不安や苦しみ、無力感を解消したり、精神的・身体的な不快感を解消するという目的が達成されれば、看護過程は終結する。

オーランドの看護理論は、「人間関係論を基盤にした看護過程理論」といわれており、「患者と看護師の相互作用」に焦点を当てています。

「患者と看護師の相互作用」は、①患者の行動、②看護師の反応（患者の行動の解釈）、③看護師の行為、という3つの要素からなり、看護過程は、「患者の行動」から始まり、「看護師の反応・行為」を経て、「患者の行動」に戻る、と考えています。

最初の「患者の行動」とは、患者が「そのとき・その場」の不安や苦痛を表現することです。オーランドは、看護師は、患者が苦痛を表現できるように、また自分のニードを認識できるように、常に患者と情報や行為のやり取りを行わねばならない、としています。これが、「患者と看護師の相互作用」です。

オーランドが提唱する看護過程は、こうした相互作用を活用しながら、患者のニードを充足できる方法を患者と一緒に見いだして実施する。そして、患者の行動の変化に基づき、ニードが充足されたかどうかを評価します。

ウィーデンバックの「看護実践」

アーネスティン・ウィーデンバック（Ernestine Wiedenbach）
主な著書 『臨床看護の本質—患者援助の技術』（Clinical nursing: A helping art）

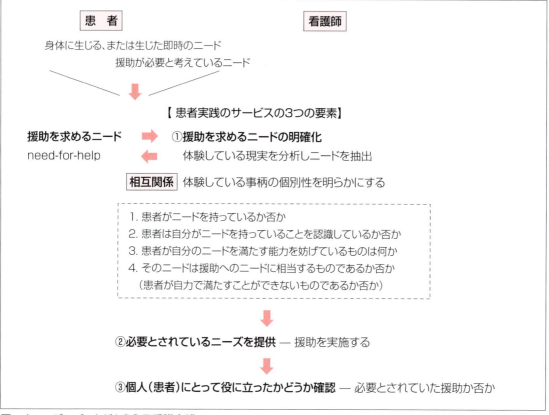

図 ウィーデンバックがとらえる看護実践

◆ 資　料　編

ウィーデンバックの看護理論は、ベースにはヘンダーソンの「14項目の基本的ニード」があり、またペプロウやオーランドの「対人関係論」の影響も受けています。

ウィーデンバックは、「援助を求めるニード」をもつ個人（患者）がいるから看護師が存在し、そこから看護が始まるとしています。そして、看護師は、個人（患者）との相互関係のなかで「援助を求めるニード」を満たし、健康問題を解決したり、健康を維持・回復・増進させていかなければならないとしています。

看護師が実践しなければならない看護については、次の3つの要素で理論を構築しています。

①看護の中心目的（中核的）

最良のケアを提供するには、ケアの目標と責任を具体的に示さなければならない、ということを意味します。

②処方（規定）

目標達成のための具体的な活動や計画を立案することです。活動や計画は、個人（患者）と看護師の相互関係、患者の立場、看護師の立場、という3つの視点から行われるべきだとしています。

③実体（現実）

個人（患者）が置かれている、「そのとき・その場（今・ここで）」の状況を考慮しながら実践することを意味します。

すなわち、ウィーデンバックは、個人（患者）と看護師の相互関係のなかで、「援助を求めるニード」を明らかにしてケアの目標を設定し、その目標を達成するために計画を立案し、患者の「そのとき・その場」の状況を考慮しながら計画を実践しなければならない、としているのです。

また、ウィーデンバックは、看護実践のサービスは、①援助を求めるニードの明確化、②必要とされているニードの提供、③個人（患者）にとって役に立ったかどうかの確認、という3つの要素から成り立つとしています。

援助を求めるニードの明確化は、現在の看護過程のアセスメントにあたり、個人（患者）にとって役に立ったかどうかの確認は、評価にあたると考えられます。

アブデラの「21の看護問題」

フェイ・グレン・アブデラ（Faye Glenn Abdellah）
主な著書　『患者中心の看護』（Patient-Centered Approaches to Nursing）

病状期	看護問題	看護介入方
すべての患者にとって基本になるもの	1　個人の衛生と身体的安楽の保持 2　適切な運動、休息、睡眠の調整 3　事故、障害を防止し、病気の感染予防をとおして行う安全策の促進 4　良好な身体機能の保持と、機能障害の防止および矯正	衛生、身体的安楽、活動、休息、睡眠、安全性、身体的構造の保持に必要な方法
維持的ケアのニード	5　身体各部細胞への酸素供給の保持と促進 6　身体各部細胞への栄養供給の保持と促進 7　排泄の円滑を図る 8　体液および電解質のバランスの保持と促進 9　身体の病気に対する生理的反応（病理学的、生理的、代償的）の理解 10　身体の円滑な機構組織と機能の保持と促進 11　身体の感覚的機能の保持と促進	酸素供給、栄養、排泄、体液および電解質のバランス、調整機構、および感覚機能の保持に必要な方法

149

病状期	看護問題	看護介入方
矯正期ケアのニード	12 有形、無形の意志の表現、感情、反応の認識と理解 13 臓器疾患と情緒の相互関連性の確認と理解 14 有効的な、有言、無言の意志疎通の理解と努力 15 建設的人間関係の発展と努力 16 個人の精神的目標達成を促す努力 17 よき医療関係の創造と維持 18 肉体的、情緒的、発展的ニードの多様性を持った個人としての自己を認めさせる	クライエントの病気に対し、情緒的反応を示す本人と家族への援助方法
回復期ケアのニード	19 肉体的、情緒的的制約内での最大可能な目標を理解させる 20 疾病からくる諸問題の助けとして、社会資源の活用を行う 21 病気の原因を起こす要素としての、社会問題を理解する	病気や必要な生活調整に対応するクライエントや家族を援助する方法

(ジュリア・B. ジョージ編、南裕子ほか訳：看護理論集ーより高度な看護実践のために。増補改訂版、日本看護協会出版会、1998より一部改変)

アブデラとヘンダーソンは、お互いに影響を与えながら看護理論を発展させました。「14項目の基本的ニード」をあげ、これらを充足させるように援助しなければならない、としたヘンダーソンに対し、アブデラは患者の健康上のニードが看護問題であるとみなし、「21の看護問題」を提唱しました。そして、看護問題を明確化し、看護問題を解決する過程が看護過程である、と考えました。

ヘンダーソンとアブデラの理論の相違点は、「14項目の基本的ニード」は患者の行動について取り上げていますが、「21の看護問題」は、患者を中心としたサービスという視点から取り上げていることで

す。また、「21の看護問題」は、21項目を「すべての患者にとって基本になるもの」と、「維持期的ケアのニード」「矯正期ケアのニード」「回復期ケアのニード」という病状期に分け、各期について看護介入の方法を示していることも特徴です。

アブデラは、「21の看護問題」の大部分は顕在的な問題であるとしながら、5〜11以外の看護問題は潜在的な面もあるとしています。

顕在的な看護問題は、患者や家族からの情報や観察でとらえやすいですが、潜在的な看護問題に気づくには、患者とのコミュニケーションや信頼関係が必要です。

【引用・参考文献】

1）松木光子編：ケーススタディ看護過程－根拠に基づく看護診断から評価まで、第2版、JJNブックス、医学書院、2012

2）古橋洋子：実践！ナースのための看護記録、第3版、学研メディカル秀潤社、2013

3）ロザリンダ・アルファロ・ルフィーヴァ、本郷久美子訳：基本から学ぶ看護過程と看護診断、第7版、医学書院、2012

4）江川隆子：江川隆子のかみくだき看護診断、改訂8版、日総研出版、2014

5）T.ヘザー・ハードマン、上鶴重美編、日本看護診断学会監訳：NANDA－Ⅰ看護診断－定義と分類2015-2017、原書第10版、医学書院、2015

6）金子道子、石井八重子監：看護学臨地実習ガイダンス1－基礎看護学・地域看護学、医学芸術社、1998

7）金子道子、石井八重子監：看護学臨地実習ガイダンス1－母性看護学・小児看護学、医学芸術社、1998

8）小松浩子ほか：成人看護学総論－成人看護学1、系統看護学講座専門分野5、第14版、医学書院、2014

9）森温理編：標準看護学講座27、成人看護学、第5版、金原出版、1993

10）アブラハム・H.マズロー、小口忠彦訳：人間性の心理学、産業能率短期大学出版部、改訂新版、1987

11）北素子：ニード論、看護診断のためのよくわかる中範囲理論、月刊ナーシング、27（12）：68～73、2007

12）ハンス セリエ、杉靖三郎ほか訳：現代社会とストレス、法政大学出版局、1988

13）山勢博彰：フィンクの危機モデル、ハートナーシング、14（11）、2001

14）藤野成美、山勢博彰：危機理論、看護診断のためのよくわかる中範囲理論、月刊ナーシング、27（12）：180～186、2007

15）エリザベス キューブラー・ロス、鈴木晶訳：死ぬ瞬間－死とその過程について、完全新訳改訂版、読売新聞社、1998

16）ジグムント・フロイト、懸田克躬訳：精神分析学入門、中公文庫、1973

17）黒田裕子：理論を生かした看護ケア－知的な看護介入をめざして、照林社、1996

18）城ヶ端初子：誰でもわかる看護理論、サイオ出版、2016

19）城ヶ端初子編著：新訂版実践に生かす看護理論19、サイオ出版、2013

20）金子道子編著：看護論と看護過程の展開、照林社、1999

21）勝又正直：はじめての看護理論、医学書院、2005

22）竹尾惠子監：超入門事例で学ぶ看護理論、学習研究社、2000

23）ドロセア E.オレム、小野寺杜紀訳：オレム看護論－看護実践における基本概念、第4版、2005

24）シスター・カリスタ・ロイ、松木光子監訳：ロイ適応看護モデル序説、へるす出版、1998

25）シスター・カリスタ・ロイ、松木光子監訳：ザ・ロイ適応看護モデル、医学書院、2002

26）A.M.トメイ編著、都留伸子監訳：看護理論家とその業績、第3版、医学書院、2004

27）ジュリア・B・ジョージ編、南裕子ほか訳：看護理論集－より高度な看護実践のために、増補改訂版、日本看護協会出版会、1998

28）重野純編：キーワードコレクション心理学、改訂版、新曜社、2012

29）飯田恭子監：看護・医学略語・用語ガイドブック、サイオ出版、2016

30）東郷吉男：ちょっと古風な日本語辞典、東京堂出版、1997

●ご指導いただいた方々（50音順　敬称略）

秋山智恵子	元・宝塚市立看護専門学校	第6章、第7章
石田貴美子	医療法人川崎病院看護師	第6章、第7章
上平　悦子	元・奈良県立医科大学医学部看護学科准教授	第9章
川島もと子	大津市民病院看護師	第10章
佐瀬美惠子	元・大阪府立看護大学看護学部講師	第11章
田中　京子	住友病院看護管理室	第6章
西山　裕子	元・大阪医科大学付属看護専門学校	第8章
橋本　笑子	国立病院機構四国こどもとおとなの医療センター附属善通寺看護学校	第3章、第5章、第6章
服部　明子	大津市民病院付属看護専門学校	第10章
福田　明美	浜田医療センター附属看護学校	第3章、第5章
福原眞記子	星ヶ丘厚生年金保健看護専門学校	第2章、第3章
寶毛　良子	元・兵庫県立厚生専門学校教務主任	第7章
堀井たづ子	元・京都府立医科大学医学部看護学科准教授	第4章、第6章、第7章
槇　　凉子	元・豊中看護専門学校	第3章、第4章
横井　和美	滋賀県立大学人間看護学部教授	第12章

索 引

■ 欧文索引 ■

activities of daily living	118
ADL	118、119
CPR	70
CRP	70
CV	70
EBN	36
education plan	55
GCS	70
IADL	118、119
ICP	48
ICU	48
instrumental activities of daily living	118
IV	48
JCS	70
LBW	48
MRSA	48
NANDA	50、52
NICU	48
NST	48
nursing process	12
objective data	13、25
observational plan	54
OT	48
subjective date	13、25
treatment plan	54
5W1H	64、128

■ 和文索引 ■

あ

曖気	21
アイデンティティの出現	146
あいまいな表現	33
アウトカム	48
アセスメント	12、44、125、130
──の区別	32
──の枠組み	12
アドボケイト	48
アナムネ	48
アブデラ	149
アーモンド臭	132
アンギオ	48
安全	64
──と保安	121
──を保つ能力	102、103
アンビュー	48
アンプルカット	48
安楽	64

い

怒り	137
維持期的ケアのニード	150
一部代償的システム	144
イド	139
イブニングケア	48
イレウス	48
インシデント	48
インフォームド・コンセント	15

う

ウィーニング	48
ウィーデンバック	148、149
ウェルニッケ失語	132
打ち消し	138

え

Sデータ	13、25、37
嚥下	21
援助計画	54、62、64、82
援助を求めるニードの明確化	149
エンパワーメント	118

お

嘔気	21
Oデータ	13、25、34
オーランド	147、148、149
置き換え	138
オペ前	48
オペ出し	48
オレム	143
声音震盪	116

か

解決された問題	126
咳嗽	11
回想法	120
開拓利用	142
回復期ケアのニード	150
カウンセラーの役割	142
喀出	21
喀痰	21
隔離	139
下垂手	132
家族への援助	91
片麻痺	116
喀血	21
カルテ用語	20

カレン徴候	116
眼球突出	132
間欠性跛行	132
看護覚え書	140
看護過程	12、44、134、147
看護過程理論	147
看護記録	18、125
看護計画	12、44、54、69
——の記録	62
——の立案	14
看護実践	148
看護師の行為	148
看護師の反応	148
看護診断	12、13、44、50、52、54、56
——の優先順位	52
看護診断ラベル	50、52
看護の終着点	147
看護の中心目的	149
看護の方向性	40、44、46
看護目標	55
看護問題	44、50、72
——の明確化	44
看護理論	24、134、140
観察計画	54、59
観察データからの解釈	47
観察の方法	59
眼脂	21
患児と家族の個別性	90
患者・看護者関係の4つの段階	142
患者の行動の解釈	148
患者と看護師の相互作用	147、148
患者に応じた目的	85
患者の行動	148
——変容	73
患者の心の状態	100
患者の言葉	37
患者の個別性	62
患者の反応	75、77、78
患者の変化	72

154

◆ 索　引

肝性口臭·· 116
含嗽··· 21
陥没呼吸·· 116
関連因子··· 50

き

奇異呼吸·· 116
記憶力低下··· 132
気管切開··· 48
危機介入··· 36
危機モデル································ 134、136
期待される結果······································ 54
吃逆··· 21
機能的健康パターン························ 24、26
基本的看護システム······················ 143、144
基本的ニード······ 12、24、140、141、143、149、
　　　　　　　　　 150
基本的欲求·· 14
奇脈·· 116
記銘力低下··· 132
客観的事実·· 29
客観的情報·· 25
客観的データ··· 13
ギャロップ音··· 116
吸啜·· 21、112
キューブラー・ロス······················ 134、137
球麻痺··· 116
教育計画··· 54
教育的役割··· 142
教員のコメント······························· 86、88
共感··· 146
矯正期ケアのニード································ 150
共通言語··· 50
共同偏視·· 133
胸膜摩擦音··· 116
記録··· 15
筋性防御·· 116

く

口すぼめ呼吸··· 116
クモ状血管腫··· 116
クモ膜下出血·· 70
グラスコー昏睡スケール······················ 70
グレイターナー徴候································ 116

け

ケアのイメージ·· 82
ケアの実施··· 44
ケアの手順··· 65
計画の実施···················· 125、126、128、130
計画の立案··· 44
警告反応期··· 135
頸静脈怒張·· 16
継続看護の視点····································· 125
傾眠··· 132
ケルニッヒ徴候······································ 32
眩暈··· 21
倦怠感··· 21
見当識障害··· 132
健忘症··· 132

こ

交互脈··· 116
考察··· 80
交代性麻痺·· 16
合理化··· 139
ゴードン······································· 24、26
鼓音··· 116
五感··· 34
個人衛生····································· 103、105
個人情報··· 18
言葉のかけ方·· 77
根拠に基づいた看護································ 36
昏睡·· 48、132
混迷··· 132

155

さ

最初の出会い	146
作業療法士	48
嗄声	11
サーフロー	670
サマリー	124、128
猿手	132

し

自我	138、139
思考プロセスの訓練	18
自己概念様式	145
自己決定権	15
自己実現	121
支持・教育的システム	144
四肢麻痺	116
システム理論	145
自尊	121
自尊感情	121
失行	132
実施	12、15、83
——した看護の判断	125、126、127、129
——の調整	15
実施記録	85
実習記録のサマリー	125
実習指導者	69
実習中のメモ	88
実践の過程	78
湿潤	116
湿性ラ音	116
失認	132
実体	149
死の過程の諸段階	137
社会的問題	52
主観的情報	25
主観的データ	13
主観的な思いこみ	47
主観的な解釈	47

（右列）

授乳指導	110
受容	137
衝撃の時期	136
小児看護学実習	90
承認の段階	136
情報収集	12、24
情報提供者の役割	142
情報の解釈・分析	12、13
情報の収集	44
情報の分析・解釈	40
静脈留置針	70
褥瘡	21
褥婦	110、113
——の個別性	114
所属	121
除皮質硬直	116
除脳硬直	116
ショック相	135
処方	149
自立	64
シリンジ	70
深昏睡	132
身体的問題	52
心的装置理論	139
心肺蘇生法	70

す

垂直眼振	132
ストレス	135
——適応理論	134、135
ストレッサー	135
水平眼振	132
スプーン状爪	132

せ

生活行動様式	24、28
生活歴の情報収集	120
清拭	21
精神看護学実習	98

156

◆ 索 引

精神的問題	52
生理食塩液	70
生理的適応様式	12、145
生理的統合	121
セリエ	134、135
セルフケア・レベル	102、103
セルフケア行動	98、102
セルフケア不足	105
セルフケア要件	143、144
潜在的な看護問題	37
全代償的システム	144
全体像	25
専門用語	20、21

そ

相互依存様式	145
咀嚼	21

た

退院	70
退行	138
対人関係論	149
代理	138
代理人的役割	142
濁音	116
単位	16、21
短期目標	14、56
単麻痺	116

ち

チック	132
中心静脈	70
中心性肥満	132
長期目標	14、56
蝶形紅斑	132
超自我	139

つ

対麻痺	116

て

低音性乾性ラ音	116
抵抗期	135
低出生体重児	48
ディスチャージ	70
ディスポ	70
適応の段階	136
適応モデル	144
テタニー	132
転移	138
転換	139

と

同一化	138、142
投影	138
同感	146
投射	138
疼痛	21
同名半盲	132
逃避	139
吐血	21
閉ざされた質問	25
努責	21
ドナー	70
トラベルビー	146
取り入れ	138
取り引き	137

な

ナイチンゲール	140

に

ニードの優先順位	141
ニード論	14、134、135
21の看護問題	149
二重人格的病理	138
日常生活関連動作	118
日常生活動作	118、102

157

ニトログリセリン………………………… 70
日本昏睡スケール………………………… 70
人形の眼現象……………………………… 132
人間関係の形成…………………………… 98
人間対人間の関係………………………… 146
人間の基本的欲求………………………… 135

の

残された問題……………………………… 126

は

バイタルサイン…………………………… 70
ばち指……………………………………… 116
母親や家族からの情報収集……………… 90
羽ばたき振戦……………………………… 116
バビンスキー反射………………………… 132
パルス……………………………………… 108
半昏睡……………………………………… 132
反ショック相……………………………… 135
反動形成…………………………………… 138

ひ

ビア樽状胸郭……………………………… 116
皮下気腫…………………………………… 116
鼻汁………………………………………… 21
必須データ………………………………… 32
必要とされているニードの提供………… 149
否認………………………………… 137、138
疲憊期……………………………………… 135
皮膚線条…………………………………… 132
ヒヤリ・ハット…………………………… 108
ヒューマンエラー………………………… 108
評価………………………… 12、72、78、80
評価基準…………………………………… 55
病態………………………………………… 44
病態生理の知識…………………………… 40
開かれた質問……………………………… 25
瀕脈………………………………………… 108

ふ

ファイティング…………………………… 108
フィードバック…………………………… 145
フィンク………………………… 134、136
フォーカスチャーティング……………… 108
複視………………………………………… 132
腹部膨隆…………………………………… 116
浮腫………………………………… 21、116
舞踏病様運動……………………………… 132
普遍的セルフケア要件…………………… 143
プリセプター……………………………… 108
プリセプティ……………………………… 108
ブルジンスキー徴候……………………… 132
ブルンデンベルグ徴候…………………… 116
フロイト………………………… 138、139
ブローカ失語……………………………… 132
フローシート……………………………… 108
プロセスレコード………………………… 98
プロブレムリスト………………………… 108
分離………………………………………… 139

へ

ヘパリンロック…………………………… 108
ペプロウ………………………… 142、149
ヘンダーソン… 24、135、140、141、145、149、
　　　　　　　150

ほ

防衛機制……………………134、138、139
防衛的退行の段階………………………… 136
方向づけ…………………………………… 142
ポジショニング…………………………… 108
ホスピス…………………………………… 108
母性看護学実習…………………………… 110
本能的欲望………………………………… 139

ま

マズロー…………… 14、52、134、135、141

◆ 索 引

マンシェット…………………………………… 108

み

ミオクローヌス………………………………… 132
未知の人の役割………………………………… 142
ミュッセ徴候…………………………………… 116

む

ムンテラ………………………………………… 108

め

メズサの頭……………………………………… 116
メタ……………………………………………… 108
メチシリン耐性黄色ブドウ球菌……………… 48

も

申し送り………………………………………… 108
妄想……………………………………………… 138
目標……………………………………………… 54
　　──を立てるとき………………………… 55
目標達成の評価………………………………… 15
沐浴……………………………………………… 114
モーニングケア………………………………… 108
問題解決………………………………………… 142
問題の抽出……………………………………… 13
問題の程度を表すデータ……………………44、45
問題の明確化………………………………13、50
問題の優先順位………………………………… 14

や

野牛肩…………………………………………… 132
役割機能様式…………………………………… 145

ゆ

ユング…………………………………………… 137

よ

抑圧……………………………………………… 138
抑うつ…………………………………………… 137
予測される問題………………………………44、46
欲求階層説…………………………14、134、135
4つの視点……………………………………44、46

ら

落屑……………………………………………… 21
ラセーグ徴候…………………………………… 132
ラポート………………………………………… 147

り

リスクマネジメント…………………………… 108
リーダーシップ的役割………………………… 142
両耳側半盲……………………………………… 132
流涙……………………………………………… 21

れ

霊的問題………………………………………… 52
レシピエント…………………………………… 108

ろ

ロイ…………………………………………144、145
老年看護学実習………………………………… 118

わ

枠組み………………………………………25、50
鷲手……………………………………………… 132

159

看護過程の展開に沿った
実習記録の書き方とポイント

監修者	よこい かずみ 横井和美
発行人	中村雅彦
発行所	株式会社サイオ出版
	〒101-0054
	東京都千代田区神田錦町 3-6 錦町スクウェアビル 7 階
	TEL 03-3518-9434　FAX 03-3518-9435

取材・構成	松崎有子
カバーデザイン	Anjelico
本文イラスト	たにむらまいか、日本グラフィックス
DTP・印刷・製本	株式会社朝陽会

2017 年 7 月 20 日　第 1 版第 1 刷発行	ISBN 978-4-907176-58-7　　ⒸScio Publishers Inc.
2019 年 3 月 25 日　第 1 版第 3 刷発行	●ショメイ：カンゴカテイノテンカイニソッタジッシュウキロクノカキ カタトポイント
	乱丁本、落丁本はお取り替えします。

本書の無断転載、複製、頒布、公衆送信、翻訳、翻案などを
禁じます。本書に掲載する著者物の複製権、翻訳権、上映
権、譲渡権、公衆送信権、通信可能化権は、株式会社サイ
オ出版が管理します。本書を代行業者など第三者に依頼
し、スキャニングやデジタル化することは、個人や家庭
内利用であっても、著作権上、認められておりません。

JCOPY ＜(社)出版者著作権管理機構 委託出版物＞

本書の無断複写は著作権法上での例外を除き禁じられています。複写される
場合は、そのつど事前に、(社)出版者著作権管理機構(電話 03-3513-6969、FAX
03-3513-6979、e-mail: info@jcopy.or.jp)の許諾を得てください。